癌症诊疗的那些事

高文斌　靳　枫　谢乐静　刘文飞　主编

陕西新華出版
陕西科学技术出版社
Shaanxi Science and Technology Press
西　安

图书在版编目(CIP)数据

癌症诊疗的那些事 / 高文斌等主编. -- 西安 : 陕西科学技术出版社, 2025.4. -- ISBN 978-7-5369-9155-2

Ⅰ. R73

中国国家版本馆 CIP 数据核字第 2024LN9363 号

癌症诊疗的那些事

AIZHENG ZHENLIAO DE NAXIE SHI

高文斌　靳　枫　谢乐静　刘文飞　主编

责任编辑　高　曼　赵　冰

封面设计　朵云文化

出 版 者　陕西科学技术出版社

西安市曲江新区登高路 1388 号陕西新华出版传媒产业大厦 B 座

电话 (029)81205187　传真 (029) 81205155　邮编 710061

http://www.snstp.com

发 行 者　陕西科学技术出版社

电话(029)81205180　81205178

印　　刷　运河(唐山)印务有限公司

规　　格　787mm×1092mm　16 开

印　　张　12.75

字　　数　220 千字

版　　次　2025 年 4 月第 1 版

2025 年 4 月第 1 次印刷

书　　号　ISBN 978-7-5369-9155-2

定　　价　78.00 元

《癌症诊疗的那些事》编委会

主 编

高文斌 深圳市罗湖区人民医院

靳 枫 北京大学深圳医院

谢乐静 深圳市罗湖区人民医院

刘文飞 大连大学附属中山医院

编 者

杨 方 北京大学深圳医院

潘文俊 深圳市罗湖区人民医院

王海军 深圳市职业病防治院

王显会 吉林市中心医院

闫瑞华 吉林市中心医院

王 芬 北京大学深圳医院

易嘉媚 深圳市罗湖区人民医院

何 松 安徽理工大学医学院

张师师 安徽理工大学医学院

江一鸣 中国人民解放军南部战区总医院

序

“要倡导健康文明的生活方式，树立大卫生、大健康的观念，把以治病为中心转变为以人民健康为中心，建立健全健康教育体系，提升全民健康素养，推动全民健身和全民健康深度融合。”这是习近平总书记在全国卫生与健康大会上发表的重要讲话。

自中共十八大以来，习近平总书记始终把人民的健康放在首位，不断推进健康中国建设。人民健康是社会文明进步的基础，是民族昌盛和国家富强的重要标志，也是广大人民群众的共同追求。党中央更是把维护人民健康摆在更加突出的位置，确立了新时代卫生与健康工作方针，制定了《“健康中国2030”规划纲要》，发出建设健康中国的号召，明确了建设健康中国的大政方针和行动纲领，人民健康状况和基本医疗卫生服务的公平性、可及性持续改善。

近些年来，恶性肿瘤发病率、死亡率持续增长，其已经成为严重威胁我国广大人民群众生命安全的重大疾病之一。加强恶性肿瘤疾病的防治，是每一位医药卫生界人员的责任。这不仅要求我们在临床一线做好肿瘤诊疗“三早”，即“早发现”“早诊断”和“早治疗”；同时，还要求我们走到疾病诊疗的前面、走进社区、走进百姓的生活之中，对肿瘤预防进行宣教，从而达到肿瘤防治“四早”的目的，即“早预防”“早发现”“早诊断”和“早治疗”，以此更适宜保证和服务于广大人民群众的生活健康的需求。

农工党深圳市罗湖区总支部委员会自2020年就开展了“美丽罗湖、健康社区”系列科普宣传活动。本书主编高文斌教授为农工党党员，从事肿瘤临床诊疗工作30多年，具有丰富的肿瘤诊治经验。他们发动广大基层农工党党员，利用自己的专业所长，从社区群众的实际生活出发，在日常工作之余，利用网络、新媒体、社区授课、义诊等多种手段，为罗湖区的社区群众普及了日常生活中一些常见肿瘤发病原因的知识，以及各种预防肿瘤发生的措施，介绍了人们日常生活中常见的习惯、意识、理念等方面的误区，获得了广大社区居民的欢迎和好评。宣传的同时，他们还把这些内容汇集成书，系统地介绍了肿瘤诊疗中的预防、诊断、治疗、不良反应等相关内容。真正意义上达到“传播健康生活方式，介绍肿瘤诊疗知识，揭示真相澄清误区，传递健康粉碎谣言”的目的。

中国农工民主党广东省委会副主委
深圳市委会主委
深圳市卫生健康委副主任
常巨平
2023 年 11 月

前言

恶性肿瘤是近年来严重威胁人类生命健康的主要疾患之一，其发病率、病死率逐年升高，并居于人类致死性病因的第一位。科学防治肿瘤已经成为目前疾病诊疗中的首要内容。近些年来，对恶性肿瘤实施的“三早”诊疗策略，即“早发现”“早诊断”“早治疗”已经获得了满意的效果，临床肿瘤疾病的早筛已经使得肿瘤疾病的早期发现成为可能，早期实施的干预措施也取得了满意的治疗效果。在此基础上，人们更加重视的是对肿瘤疾病的早期预防，即通过行之有效的早期预防措施，最大限度地减少肿瘤疾病的发生，达到治疗未病的目的。这也是今年的肿瘤防治宣传周中首次提出的肿瘤防治需要推荐、坚持“四早”的诊疗理念，即“早预防，早发现，早诊断，早治疗”。

由于肿瘤知识水平掌握的不到位等，人们对于肿瘤疾病的预防知识、诊疗知识均存在着或多或少的误区，对于预防方法，筛查、检查手段，诊断技术，治疗用药等内容更是无所适从。偏听偏信、上当受骗、贻误治疗的事件也时有发生。本书正是基于此点，以恶性肿瘤诊疗中的相关问题、知识、诊疗为话题，用通俗的语言描述那些专业的医学知识，把临床诊疗中的问题介绍给大家，提高百姓对于医疗知识的理解和知晓度。在本书的编写过程中，我们依据权威教科书，并查阅了大量的国内、外医药专业文献，将专业知识进行科普，帮助患者在临床诊疗中使用。用通俗的语言讲临床肿瘤诊疗中的故事，在故事中介绍肿瘤诊疗的知识和注意事项，传播肿瘤诊疗的知识。与此同时，我们力争使用最简洁的语言，介绍恶性肿瘤的病因、发病机制和临床诊疗上的基本原则。例如，以一个文案、一个内容的形式介绍相关的知识点，做到简短的同时又能说明问题。对目前肿瘤治疗中的常用技术和药物的使用，进行系统地介绍，帮助大家认识肿瘤药物的不良反应和诊疗误区，从而更好地服务于临床并方便患者的诊疗。

本书在编写过程中，始终得到了中国农工民主党广东省委会副主委、深圳市委会主委、深圳市卫生健康委副主任常巨平教授，中国农工民主党深圳市委会副主委、罗湖区总支部委员会主委肖敏静女士的关心和指导，在此深表感谢。同时，我还要感谢家人的支持和鼓励。

本书在出版过程中，还受到深圳市引进高层次医学团队“医疗卫生三名工程”项目、中国农工民主党深圳市罗湖区总支部委员会“健康社区”项目的资助，在此一并感谢。

高文斌
2023 年 10 月

目录

中国和世界的肿瘤变化趋势

近期，世界卫生组织国际癌症研究机构（IARC）发布了2020年全球最新癌症负担数据。研究报告预估了全球185个国家36种肿瘤的最新发病率、死亡率情况，以及世界肿瘤的发展趋势。

2020年全球新发肿瘤病例为1929万例，其中男性1006万例，女性923万例。死亡病例996万例，男女分别为553万例、443万例。全球乳腺癌新发病例已经达到226万例，超过了肺癌的220万例，乳腺癌也成为全球第一大癌。

2020年中国新发癌症病例457万例，男性248万例，女性209万例。中国肿瘤死亡病例300万例，男女性分别为182万例、118万例。

下面是一些很有意味的肿瘤防治数据。

中国新发肿瘤人数位居全球第一

由于中国是世界第二人口大国，肿瘤新发人数远超世界其他国家。中国新发肿瘤患者为457万人，约占全球病例1929万例的23.7%。肿瘤新发人数前10位的国家分别是：中国（457万）、美国（228万）、印度（132万）、日本（103万）、德国（63万）、巴西（59万）、俄罗斯（59万）、法国（47万）、英国（46万）、意大利（42万）。

中国肿瘤死亡人数位居全球第一

2020年中国肿瘤死亡人数约300万，约占全球死亡总人数的30%左右。肿瘤死亡人数前十位的国家分别是：中国（300万）、印度（85万）、美国（61万）、日本（42万）、俄罗斯（31万）、巴西（26万）、德国（25万）、印尼（23万）、法国（19万）、英国（18万）。

乳腺癌发病率全球第一

以往肺癌一般是全球发病率最高的肿瘤，但2020年的最新数据显示，乳腺癌的新增人数达226万，超过了肺癌的220万，成为全球第一大肿瘤。全球发病率前10的肿瘤分别为乳腺癌、肺癌、结直肠癌、前列腺癌、胃癌、肝癌、宫颈癌、食管癌、甲状腺癌和膀胱癌，这10种肿瘤占据新发癌症总数的63%，也是肿瘤防治的重点工作。

肺癌死亡率依旧居全球第一

2020年全球肿瘤死亡病例996万例，其中肺癌180万例，远超其他类型的肿瘤，居于肿瘤死亡人数的第1位。肿瘤死亡人数前10位的疾病分别为肺癌、结直肠癌、肝癌、胃癌、乳腺癌、食管癌、胰腺癌、前列腺癌、宫颈癌和白血病，这十种肿瘤占据死亡总数的71%。

全球男性肿瘤发病和死亡情况

2020年全球男性新发肿瘤1007万例，占总数的52%，男性新发肿瘤前10位分别是肺癌、前列腺癌、结直肠癌、胃癌、肝癌、膀胱癌、食管癌、非霍奇金淋巴瘤、肾癌和白血病，这10种肿瘤占男性新发肿瘤总数的近70%。与之对应的男性肿瘤死亡人数为553万例，占总数的56%，前10位的肿瘤分别是肺癌、肝癌、结直肠癌、胃癌、前列腺癌、食管癌、胰腺癌、白血病、膀胱癌和非霍奇金淋巴瘤，约占男性肿瘤死亡总数的近77%，其中肺癌最高达119万人。

全球女性肿瘤发病和死亡情况

2020年全球女性新发肿瘤923万例，占总数的48%，乳腺癌以226万例居首位。女性新发病例数前10位的癌症分别是乳腺癌、结直肠癌、肺癌、宫颈癌、甲状腺癌、子宫内膜癌、胃癌、卵巢癌、肝癌和非霍奇金淋巴瘤，约占总数的71%。全球女性死亡443万例，占总数的44%，前10位的肿瘤分别是乳腺癌、肺癌、结直肠癌、宫颈癌、胃癌、肝癌、胰腺癌、卵巢癌、食管癌和白血病，这些占死亡总数的近74%。

中国的肿瘤情况分析

2020年中国肿瘤新发病例457万例，肺癌、结直肠癌、胃癌居于前3位，乳腺癌位于第4位，此后依次为肝癌、食管癌、甲状腺癌、胰腺癌、前列腺癌和宫颈癌，这10种肿瘤占新发癌症总数的78%。在死亡人数中肺癌居于首位，约71万，占癌症死亡总数的23.8%，其他肿瘤依次为肝癌、胃癌、食管癌、结直肠癌、胰腺癌、乳腺癌、神经系统肿瘤、白血病和宫颈癌，约占肿瘤死亡总数的83%。

男性新发肿瘤以肺癌、胃癌、结直肠癌、肝癌发病人数最多，死亡病例则以肺癌、肝癌、胃癌、食管癌死亡数最多。女性新发肿瘤以乳腺癌、肺癌、结直肠癌发病人数最多，死亡病例则以肺癌、结直肠癌、胃癌、乳腺癌死亡数最多。

全球范围内，由于人口老龄化的加剧，预计与2020年相比，2040年肿瘤负担将增加50%，这也成为国家、社会、家庭中主要的经济负担。肿瘤疾病负担的增加与常见肿瘤类型之间存在着变化，肿瘤发生风险因素的增加，主要在高收入工业化国家中盛行，包括吸烟、不健康饮食、肥胖流行，以及缺乏运动等不良生活习惯。

中美肿瘤年度报告给予我们的启示

肿瘤年度报告是根据肿瘤发生、治疗、随诊、转归以及肿瘤相关因素等指标，实施严格的登记管理数据总结、分析。通过对全球、某个国家或者某个区域的肿瘤年度报告进行比较，为肿瘤疾病诊疗提供依据。

2023年1月12日，《临床医师癌症杂志》在线发表了《美国2023年度癌症报告》。由于肿瘤报告存在时间滞后，2023年的报告为我们提供的是2020年的肿瘤登记数据。对于美国来说，2020年其男性和女性的癌症死亡率总和与此数值处于峰值状态的1991年相比，整体下降了33%，也就是说因肿瘤疾病而发生的死亡人数至少减少了380万人。按照这样的变化趋势，到2023年，美国预计会出现1958310例肿瘤新病例，相当于每天出现5370例。预计肿瘤死亡人数为609820人，即每天死亡1670人。

在美国，肿瘤疾病的发生过程有着特有的临床特点。男性患者中，肿瘤患病率依次为前列腺癌、肺癌、结直肠癌、膀胱癌、皮肤黑色素瘤、肾癌、非霍奇金淋巴瘤、口腔癌、白血病和胰腺癌。其中前列腺癌最多，约占29%。女性患者肿瘤患病率则依次为乳腺癌、肺癌、结直肠癌、宫颈癌、皮肤黑色素瘤、非霍奇金淋巴瘤、甲状腺肿瘤、胰腺癌、肾癌和白血病。其中以乳腺癌最多，约占31%。

在所有的肿瘤疾病中，肺癌还是处于第一位的致死性肿瘤，每天约有350人死于肺癌，是位于第二位的结直肠癌死亡人数的2.5倍。在因为肺癌死亡的127070例病例中，约有103000例是由吸烟直接导致的，3560例则是由二手烟所导致，由此可以看出禁烟在肿瘤防治中的作用和地位。

近年来，全美范围内的肿瘤发生率也在升高，但是，肿瘤的五年生存率却在稳步地提高。自20世纪70年代中期以来，肿瘤的五年相对生存率仅为49%，而2012—2018年其数值却增加到68%。这显然与目前肿瘤的诊疗效果提高直接相关。目前，肿瘤生存率较高的类型分别是甲状腺癌（98%）、前列腺癌（97%）、睾丸癌（95%）和黑色素瘤（94%）等，与之相对应，生存率较低的则是胰腺癌（12%）、肝癌和食管癌（21%）。

临床上多数会用“肿瘤发生率”来表述肿瘤的发生情况，但是，这样的数据无法反映出肿瘤疾病的诊断、治疗、随诊、预后等多因素对疾病的影响情况。如果使用死亡率来评价，则会比发病率或存活率更好地反映临床上抗肿瘤诊疗等多个指标的进展情况，死亡率的数值也更加具有客观性，避免了偏差的影响。

对于数据变化的研究显示，在20世纪，肿瘤的发生率、死亡率均出现了显著上升，考虑与烟草流行而导致的男性肺癌的增加直接相关。自20世纪70年代开始的禁烟运动，加上肿瘤早期发现和抗肿瘤诊疗手段的改善，使得肿瘤死亡率在1991年达到峰值以后即出现了持续性的下降。这也为我们的肿瘤防治提供了很好的依据和借鉴。

截至2020年，肺癌死亡率下降至33%，男性肺癌死亡率在30年间下降了58%，女性则在18年间下降了36%。结直肠癌的死亡率也是如此，40年来，男性下降了55%，女性在50年间下降了61%。在这些数据下降的基础上，肺癌死亡率下降的原因主要是吸烟人数的减少以及靶向治疗和免疫治疗的发展。乳腺癌、结直肠癌和前列腺癌死亡率的下降则是早期筛查、治疗方法改进的成果。尽管癌症的整体发病率持续降低，但是乳腺癌、前列腺癌和子宫癌发病率的上升仍然值得关注，这也是未来肿瘤防治的主要应对内容和方向。

世界卫生组织国际癌症研究机构（IARC）发布的2020年全球最新癌症负担数据中，我国已经成为名副其实的“肿瘤大国”。

数据显示,2020 年中国新发癌症病例 457 万例,其中男性 248 万例,女性 209 万例。2020 年中国癌症死亡病例 300 万例,其中男性 182 万例,女性 118 万例。这个数据较以往有了较大的提高,值得我们对中国数据的分析的重视。

由于我国人口基数庞大,目前进入老龄化社会等原因,中国新发病例数和死亡人数均居全球第一。相关数据显示,2020 年全球新发肿瘤病例 1929 万例,其中中国新发癌症 457 万例,占全球的 23.7%。但就发病人数比较,排名前十位的国家分别是:中国(457 万)、美国(228 万)、印度(132 万)、日本(103 万)、德国(63 万)、巴西(59 万)、俄罗斯(59 万)、法国(47 万)、英国(46 万)、意大利(42 万)。由此可见,发生例数和发病率是两回事。

2020 年全球肿瘤死亡病例 996 万例,其中中国约 300 万,占 30% 左右,死亡人数前十位的国家分别是:中国(300 万)、印度(85 万)、美国(61 万)、日本(42 万)、俄罗斯(31 万)、巴西(26 万)、德国(25 万)、印尼(23 万)、法国(19 万)、英国(18 万)。

在我国的肿瘤死亡人数中,肺癌死亡人数始终处于遥遥领先的位置。而乳腺癌在全球发病数虽然高居第一,但是在中国却位于肺癌、结直肠癌、胃癌之后,排列在第四位,这明显具有种族和区域差异。

中国新发肿瘤病例排列前十的分别是:肺癌(82 万)、结直肠癌(56 万)、胃癌(48 万)、乳腺癌(42 万)、肝癌(41 万)、食管癌(32 万)、甲状腺癌(22 万)、胰腺癌(12 万)、前列腺癌(12 万)、宫颈癌(11 万),这十种癌症占新发癌症数的 78%,也成为肿瘤疾病防治的主要方向和病种。

中国肿瘤死亡人数约为 300 万,肺癌死亡人数遥遥领先,高达 71 万,占癌症死亡总数的 23.8%。位列前十位的肿瘤分别为:肺癌(71 万),肝癌(39 万)、胃癌(37 万)、食管癌(30 万)、结直肠癌(29 万)、胰腺癌(12 万)、乳腺癌(12 万)、神经系统肿瘤(7 万)、白血病(6 万)、宫颈癌(6 万),这十种癌症占癌症死亡总数的 83%。

在中国男性新发病例中,肺癌、胃癌、结直肠癌、肝癌发病人数最多,在死亡人数方面,肺癌、肝癌、胃癌、食管癌死亡数最多。在女性患者中,乳腺癌新发人数超越肺癌,乳腺癌、肺癌、结直肠癌发病人数最多。女性死亡病例中,肺癌、结直肠癌、胃癌、乳腺癌死亡数最多。由此看来,我国的肿瘤疾病情况,既有发达国家高发的乳腺癌、结直肠癌、前列腺癌等"富贵"肿瘤疾病的特点,也有我国所专有的肝癌、胃癌、食管癌等"穷"肿瘤疾病。

随着全球范围内人口老龄化的加剧,预计到 2040 年,全球肿瘤负担相比于

2020 年将会增加 50%，预计全球新发肿瘤病例数将达到 3000 万。这样的数据在中国这样正经历社会和经济转型的国家中体现得最为显著，我们任重道远。

烹调中无意产生的 1 类致癌物

在日常生活的“吃喝拉撒睡”中，“吃”可是占据绝对首位的重要内容。其实，吃不只是为了满足生理上的需要，对于某些人来说，烹调的过程和结果更是一种心理上的享受。但是，你不知道的是，很多人们习以为常的烹调方式，会产生很多 1 类致癌物，面对着这样的结果，你是不是有些蒙圈了？这是不是有违你的初衷了呢？

在食物烹调的过程中，当温度超过 300℃的时候，富含脂肪的食物会产生致癌性物质苯并[a]芘。而苯并[a]芘早已被国际癌症研究机构(IARC)确定为 1 类致癌物，其具有明确的致癌、致畸和致突变作用，也是导致皮肤癌、肝癌、肺癌、乳腺癌和白血病等多种肿瘤产生的主要致癌物。

烧烤、熏烤是我们日常饮食中常见的美味，在炭火烧烤的过程中，食物的温度达到和超过 300℃也是常事，这时含有脂肪、油脂类成分滴在火上以后，食物脂肪焦化过程会产生热聚合反应，在这个过程中，我们既享受了烧烤的美味嗅觉，却也自然形成了苯并[a]芘，这些成分附着在食物的表面，烧烤的温度越高，产生的苯并[a]芘就越多。

不只如此，烧烤过程中的油烟也是苯并[a]芘含量较高的污染物。有研究显示，烧烤一份约 50g 的肉类食物，其苯并[a]芘的含量与危害约等同于 3 包香烟。

因此在吃烧烤类食物的时候，需要较好地控制烧烤的温度、时间和程度，避免明火与肉类食物的直接接触，尤其要避免肉类的油滴经炭火的再次烘烤而污染食物。适当地采用锡纸包裹肉类来烧烤食品也是一个有效的措施，或采用微波、电烤也可减少污染物的形成。

除了苯并[a]芘以外,杂环胺也是蛋白质在高温下产生的1类致癌物。当烧烤、油炸等烹调的温度超过200℃的时候,肉类蛋白质中含有的蛋氨酸被人体摄入后,在酶的催化和激活下,可以转化成同型半胱氨酸,直接损害血管内皮细胞,增加罹患心脑血管疾病、高血压的风险。当蛋白质发生变性的时候,即产生了致癌物质杂环胺。

除了蛋白质和脂肪,不适宜的烹调方式也会导致淀粉类食物产生2A级致癌物丙烯酰胺,尤其是当烹调温度超过120℃的时候,如油饼、油条、炸糕、薯片、薯条等煎炸、焙烤的食品。此外,温度和时间也是影响丙烯酰胺生成量的主要因素之一,当温度在120℃以下时,丙烯酰胺的生成量较少,当温度升高到180℃时,丙烯酰胺的产生量会激增58倍以上。

所以,喜欢煎炒、煎烤、油炸类烹调方式的人就要小心了。适当改变烹调方式,如清蒸、白煮、清炖或凉拌,这也是一个有效的改进措施。

当然了,说到致癌物不能脱离剂量谈毒性,食物中存在致癌物不等于马上产生致癌性,时间、剂量才是影响疾病发生风险的主要因素之一。

癌细胞是从什么时候开始生长的?

"医生,患者还能活多久?"

"大夫,这个肿瘤是什么时候开始在他的身体内生长的?"

在临床诊疗工作中,这可能是我们最多、最常被患者及患者家属询问的问题了。

的确,对于肿瘤患者而言,最后的转归往往是可以亲眼看见的。那么,肿瘤的发生又是从什么时候开始的呢?对这个时间点,大家都希望能了解,渴望可以及早发现肿瘤,从而更好地应对肿瘤。

国际著名的生物学期刊 *Cell Stem Cell* 揭秘了肿瘤细胞的成长史,这项研究也给我们带来了一个崭新的理念,那就是各种致癌突变可能早在肿瘤被发现之前的十几年、几十年前就埋下了祸根，最长可以达到40余年，这样的漫长经历着实让人感到恐惧。目前的研究表明，在人群中发现，所有肿瘤患者的中位发生时间为66岁左右。

对肿瘤的研究历来是基础与临床研究的重点和热点。研究表明，导致肿瘤发生的重要原因是衰老，在自然人群中，随着年龄的增大，机体罹患恶性肿瘤的风险就会越高。这就如同我们机械性地抄写作业的时候，刚开始抄写的几次还会很谨慎，出错的概率相对较低，随时可以自己发现并纠正。随着抄写次数的增加，认真的意识就会减弱，出现错误的概率就会增大，甚至会成倍增加。人体年龄越大，DNA的分裂次数就越多，出错概率也就越大，再加上机体免疫系统的衰退，发生肿瘤也就很好理解了。

说到肿瘤细胞的发生、发展，其实也不是一件很简单、很容易的过程。从细胞的角度讲，各种因素导致肿瘤的发生其实也是一个低概率、漫长的发展过程。甚至可以说，即使体内产生了恶变的细胞，也不一定最终都会发展成为肿瘤，肿瘤细胞还需要逃脱机体免疫细胞的监视、追杀。

肿瘤的发生、发展是一个长期的过程，很多肿瘤细胞在人体内可以存在很长的时间，这也算是一种平衡状态。在疾病发生的早期，机体免疫系统中的免疫细胞可以识别并杀死肿瘤细胞，肿瘤自然也就消失了。部分机体的免疫力没有如此强大的时候，或者是机体免疫水平低下、人体体能下降的时候，这样的平衡就朝着有利于肿瘤的方向发展，肿瘤细胞就会趁机发展起来，逐渐增生而形成肿瘤。

在人体中，免疫系统的功能会随着年龄的增加而降低，如此，此消彼长的模式就会使得肿瘤细胞生长与机体免疫之间的平衡被打破。肿瘤细胞的增殖是迅猛的，细胞的生长可以以指数形式快速增长，这也就是长时间没有反应，但发现就是晚期或者已经出现转移的主要原因。

在临床上，我们发现和评估肿瘤都依赖于影像学检查，如超声、CT、MRI等，如果按照肿瘤细胞的生长速度和模式，待我们可以发现肿瘤的时候，肿瘤已经不知道经历了多长时间的生长了。

我们之所以说肿瘤是一个老年性疾病，除了时间、年龄因素以外，机体免疫系统的衰退也是很重要的因素。从机体的免疫变化看，当年龄超过40岁，人体的免疫水平就将出现明显的下降趋势，如此也使得机体抵抗肿瘤细胞的能力下降。因此，提高机体免疫预防和治疗肿瘤还是具有真实意义的。

对于肿瘤的更早期实施筛查，势必需要从影像学以外的模式进行检查，如

CTC、ctDNA 检测等，目前这些检测技术和手段还处在不断丰富和发展的阶段，也许会在未来展现出更加优异的检测前景。

说说宫颈癌的那些事

接种疫苗是守护人类健康的重要措施，原本对之应对无策的疾病，如天花、乙肝、麻疹、脊髓灰质炎等都依赖疫苗技术来攻克。

目前，在诸多与肿瘤诊疗相关的疫苗中，具有明确预防肿瘤发生效果的疫苗只有 HPV（人乳头瘤病毒）疫苗。宫颈癌是女性第三大恶性肿瘤，也是 15 ~ 44 岁年龄段女性的第二大恶性肿瘤。由于 HPV 感染是宫颈癌的主要发病因素，因此，宫颈癌也可能成为第一个被疫苗消灭的恶性肿瘤。

宫颈癌主要是由高危型 HPV 持续感染引起。根据 HPV 致癌性的差异，临床上分为高危型和低危型，我国约 98% 的宫颈癌都是由高危型 HPV 感染所致，包括我国在内的亚洲地区，最为常见的高危 HPV 类型为 HPV16、HPV18、HPV52 和 HPV58。而在我国，这 4 种类型的高危 HPV 的占比明显高于全球水平。这也为宫颈癌的预防和治疗提供了方便的条件，同时也为经济不发达地区单纯接种 4 价 HPV 疫苗的可行性、有效性提供了保障。

在我国 HPV 感染人群中，年龄也具有一定的规律，我国女性 HPV 感染率按照年龄呈现双峰样分布，即第一个高峰在 17 ~ 24 岁，第二个高峰在 40 ~ 44 岁。也正因为如此，我国宫颈癌的发病率在 25 岁以下处于较低水平，而 25 ~ 40 岁阶段则呈持续大幅度上升的情况。此外，性生活混乱、早孕、多育、人口流动性增大等因素也使宫颈癌的危险性随之增大。

HPV 的传染性很强，其存在的部位也远远超过我们预想的区域，它在皮肤、黏膜、衣物、分泌物、生活用品上也可以存活，因此，感染 HPV 的途径不只是局限于性行为，直接、间接的接触性感染，也可以引起 HPV 的感染发生，预防 HPV 感染也成为预防宫颈癌发生的主要措施之一。

在临床上，宫颈癌在早期几乎没有明显的临床症状和体征，临床早期病例的发现主要依赖于宫颈癌的早期筛查，主要包括宫颈细胞学检查、HPV 检测、阴道镜检查等技术，临床确诊则依赖于宫颈组织学检查。对于临床上已经出现了阴道出血，尤其是接触性出血时，疾病多数已经处于中晚期。

我国在 2017 年就提出了宫颈癌综合防控的三级预防策略，主要包括：

一级预防：开展健康教育和接种 HPV 疫苗。

二级预防：对所有适龄妇女定期开展宫颈癌筛查，对宫颈癌前病变进行及早干预治疗，接受 HPV 疫苗接种的患者同样需要实施定期、规范性筛查。

三级预防：根据宫颈癌的临床分期，开展适宜的手术、放疗、化疗及姑息疗法。

对宫颈癌实施疾病筛查，确定宫颈癌高危人群是必要的，主要包括有多个性伴侣、性生活过早、HPV 感染、免疫功能低下、有宫颈病变史的，以及已婚或有性生活史 3 年及以上的女性。

具体的筛查模式包括：

21～29 岁：采用宫颈细胞学检查，连续筛查 3 年无异常后，每 3 年 1 次。

30～65 岁：采用宫颈细胞学检查，连续筛查 3 年无异常后，每 3 年 1 次。或者高危型 HPV 与宫颈细胞学联合筛查，连续筛查 3 年无异常后，每 5 年 1 次。

筛查结束时间：>65 岁且既往多次检查均示阴性，则结束筛查。若曾诊断为高度鳞状上皮内病变（HSIL）病史者，再持续筛查 20 年，筛查频率视病情而定。

接受过子宫全切术的女性（无宫颈），且过去 20 年里未曾有宫颈上皮内瘤变（CIN）2、CIN3、原位癌或癌症的女性，不需要检查。接种过 HPV 疫苗的女性则与未接种疫苗的女性一样。

宫颈癌的预防措施除了接种 HPV 疫苗，还需要注意不吸烟或戒烟，保证安全、健康的性行为，及时治疗生殖道感染疾病，增加机体运动和增强体质这些也具有等同的预防作用。

压力就是动力?

“年轻人就是要在工作中有点压力，压力就是动力……”

听着这样的说法，你是不是觉得很熟悉？在我国诸多一线城市中，“996”“776”“807”“716”或者是“007”的工作模式也是常态。

在现代社会中，工作、家庭、生活、学习等诸多方面都会给我们带来无形的压力，这些压力反过来也会直接、间接地影响我们的工作和生活。每天生活在钢筋、水泥和玻璃的环境中，再加上各种负面情绪对人体健康的影响，别说是人了，就算是铁打的也受不了。在我们的周围，那些年纪轻轻就出现脱发、白发、肥胖、失眠、焦虑、神经紧张的人也绝对不在少数。

其实，压力过大的危害还远远不止这些，科学研究证实，压力过大还会直接抑制机体的免疫系统，减弱其抗肿瘤的能力。在以往的日常生活中，我们总是可以看到这样的现象，但是对于压力可以直接影响、抑制人体免疫能力的原理却不是很清楚。

2021 年，国际上知名的自然科学杂志 *Cell Reports* 上刊载了一篇研究结果。该研究显示，由压力所诱导的激素，主要是糖皮质激素会削弱一种被称为“先天性 T 细胞”的功能。这种先天性 T 细胞刚好是机体免疫系统中具有抗肿瘤能力的免疫细胞，这项免疫功能受损，自然就导致了肿瘤细胞的发展和扩散。

这项研究显示，对于肿瘤预防、诊疗，先天性 T 细胞也会受到人们心理压力增减的影响而发生变化，如此，这也成为我们在预防和治疗肿瘤发生、发展过程中可以借助的力量。

说到压力对于机体免疫水平的影响，在此前我们常常只是看到了表面的现象。在相关的化验检查中也仅仅看到了常规 T 细胞的变化，有的时候这样的变化还真的是影响不大，这就出现了明明浑身不舒适，可是相关的化验检查却见不到异常的尴尬局面。

在最新的研究中，人们逐渐开始了解到压力对于先天性 T 细胞的影响。先天性 T 细胞是一种特殊类型的 T 淋巴细胞，也就是机体免疫细胞中的特殊成分。主要包括恒定自然杀伤 T 细胞（iNKT）和黏膜相关恒定 T 细胞（MAIT）。iNKT 细胞在许多组织中少量存在，但在人体脏器之间网膜组织中尤其丰富。而 MAIT 细胞则以较高数量存在于人的外周血、肠道、肺、肝以及其他器官中。

在对先天性 T 细胞的功能进行研究中发现，先天性 T 细胞是机体免疫系统中的应急响应者，这显然有类似特种部队、特警战士的作用，是应对急难险重任务的主力。此外，它也具有一种预激活模式，能够对入侵机体的病原体、肿瘤细胞迅速产生反应，就像是上膛的枪支，随时做好了实施反击的准备。

研究表明，长时间的压力和负面的心理、情绪的持续存在，人体的免疫系统会受到极大的抑制，这主要是机体产生了激素，抑制了人体免疫细胞的功能，自然也就削弱了其抵抗癌症和感染的能力。先天性 T 细胞在其中的影响也与激素分泌、作用影响直接相关，是一个持久、漫长的损害过程。

在我们的日常生活中，所谓“压力越大，抗击压力的能力就越强”这句话显然就是瞎扯，这只会使得机体的应急、应激能力逐渐受到损害，就如同温水煮青蛙一样渐渐被消耗殆尽。

所以，在平时的生活中，大家还是要对自己好一点。

隐藏在不粘锅中的毒物

厨房中的不粘锅是很多家庭主妇的好帮手，也是她们展示厨艺的最好“武器”之一。然而，你所不知道的是，不粘锅隐藏着巨大的危害，甚至会释放出毒素。当然了，这样的危害也是有条件的，即当不粘锅出现划痕以后，就会向食物中释放出有毒的塑料。

2022 年《全环境科学》杂志刊载了一项研究论文提示，具有几毫米划痕的不粘锅可以释放出大量的塑料颗粒，这些颗粒则可以直接进入食物中并被人体所摄取。

不粘锅涂层中通常含有聚四氟乙烯(PTFE)或者特氟龙。这种不粘涂层是一种合成塑料,属于PFAS(全氟烷基和多氟烷基物质)家族成分。它们虽然具有较好的热稳定性,但是,当它们与坚硬物体发生摩擦的时候,就会形成微小的,如<5mm甚至1um的塑料颗粒,又被称为"永不降解的化学物质",并被人体摄入而导致危害的发生,而且危害是永久性的。不粘涂层在有划痕或者是老化的情况下,会释放出难以计算数量的塑料颗粒。所以,在使用含有不粘锅涂层的厨具时,避免产生划痕和老化自然是最为重要的。

不粘锅涂层被破损以后,会对身体产生诸多的危害,主要包括:

增加肾癌的发生风险。国际癌症研究机构公布的致癌物清单中,全氟辛酸(PFOA)作为PFAS中的一种,被归类为2B类的可能人类致癌物,这与肾癌的发生具有一定的关系。2021年《美国国立癌症研究所杂志》刊载的文章提示,血清中PFOA的浓度与肾癌发生风险呈现正相关,这也强化了PFOA增加肾癌发生的依据。

增加儿童孤独症风险。2021年《国际环境》刊载的文章显示,怀孕期间接触环境神经毒物会导致儿童孤独症的发生,特别是妊娠早期或中期接触PFAS,直接与儿童孤独症发生风险相关。

干扰正常的生殖功能。PFAS成分已经被确定为干扰内分泌的主要化学性物质,它们能干扰正常的生殖功能和激素信号传导。PFAS的暴露更是对卵巢卵泡生成和类固醇生成具有不利影响。临床流行病学研究显示,PFAS的暴露与月经初潮较晚、月经周期不规则、月经周期较长、绝经年龄较早有关,而且可以降低雌激素和雄激素水平。PFAS可减少卵巢储备并减少内源性激素合成。

知晓了这些危害以后,也就明确地提示我们应该如何安全、健康地使用不粘锅,主要的措施包括:

不制作酸性食物。不粘锅的使用是有限制条件的,最好不要用来制作酸性食物,特别是酸性较大的食物,如烹调中使用醋等。

避免高温、干烧使用不粘锅。不粘锅在使用过程中,应以中低温最为适合,要避免高温使用,尤其是应限制在250℃以下。

不用尖锐的铲子炒菜或者用钢丝球洗锅。保护涂层的有效措施就是避免使用尖锐的铲具或金属器具,在炒菜时尽量使用木铲或硅胶铲。洗刷的时候尽可能使用软布或海绵清洗。

不立即用冷水洗锅。频繁的高温骤冷会加速涂层的破坏,因此,使用后的不粘锅应尽可能避免立即用冷水冲洗,待温度降低后再清洗会更安全一些。

涂层损坏、脱落就不再使用了。这样的道理自然无须过分说明，健康才是第一位的。

人乳头瘤病毒(HPV)的那些事

近年来，人乳头瘤病毒(HPV)可谓是肿瘤界的大网红了，有关 HPV、HPV 疫苗与宫颈癌之间的关系已经是人尽皆知了。但是，对于 HPV 而言，绝对不只是与宫颈癌的发生、发展有关这么简单，其中还有着诸多你所不知道的事情。

HPV 是一种球形的病毒，它对人体的危害主要是导致皮肤黏膜上的鳞状上皮增殖，对应产生的主要症状就是寻常疣、生殖器疣(尖锐湿疣)等。对于肿瘤疾病而言，多数表现为宫颈癌、肛门癌等。2017 年 10 月 27 日，世界卫生组织国际癌症研究机构公布的致癌物清单中，HPV 的 6 型、11 型，HPV β 属(5 和 8 型除外)和 γ 属则均被列为明确的致癌物。

说起 HPV，其实它也算是一个大家族，目前已经可以分离出来的病毒亚型有 130 多种，俗话说“龙生九子，各不相同”，不同的 HPV 亚型也会引起不同的临床表现。临床上，根据 HPV 侵犯的组织部位也会产生不同的临床表现。

皮肤低危型：主要包括 HPV1、2、3、4、7、10、12、15 等亚型，这些病毒亚型与皮肤上发生的寻常疣、扁平疣、跖疣等疾病直接相关。

皮肤高危型：主要包括 HPV5、8、14、17、20、36、38 等亚型，这些病毒亚型与疣状表皮发育不良有关。此外，还可能与 HPV 感染有关的恶性肿瘤直接相关，如外阴癌、阴茎癌、肛门癌、前列腺癌、膀胱癌等。

黏膜低危型：主要包括 HPV6、11、13、32、34、40、42、43、44、54 等亚型，这些病毒亚型与感染生殖器、肛门、口咽部、食道黏膜等疾病有关。

黏膜高危型：主要包括 HPV16、18、30、31、33、35、39、53 等亚型，这些病毒亚型则与宫颈癌、直肠癌、口腔癌、扁桃体癌等肿瘤疾病相关。

HPV 感染是引发女性生殖道感染的主要原因，在女性人群中，具有着广泛的感染率。在美国14~59岁的人群中,HPV的总感染率约为26.8%。我国的相关数据缺乏,但是,结合近年来由HPV感染所导致的尖锐湿疣的感染率在不断地升高,这也提示了我国HPV的感染率不会很低。此外,我国每年约有13.15万的新发宫颈癌患者,而且,宫颈癌的发病逐渐出现低龄化表现,HPV感染已经成为严重威胁女性健康的主要原因之一。

具有传染性的HPV,常见的感染、发病部位主要位于皮肤和黏膜组织。因此,临床上常见的传染途径主要包括性传播、密切接触、间接接触、医源性感染和母婴传播等途径。此外,HPV具有极强的抵抗力,能够耐受干燥的环境,并可以长期存活,这也决定了HPV在自然环境中具有较为广泛的感染性。

HPV的临床表现各种各样,与不同的HPV亚型、感染部位等因素直接相关。根据HPV感染危害性的差异,临床上分为HPV低危型感染和高危型感染表现。

低危型HPV感染

寻常疣是低危型HPV感染中最为常见的良性皮肤表现,主要表现为在手、足等部位皮肤上出现米粒大小的丘疹,其表面的角化明显,粗糙不平,顶端刺状,质地坚硬,皮肤损害可以是单一的,也可以为多个,也可以因为自身感染、接种而逐渐增多。

低危型HPV在其他特殊部位的感染表现各不相同,主要包括:甲周疣,发生在指、趾甲周围,表现为甲下增厚、角化等;跖疣,发生在足跖部位,皮损表面因受压可见出血点和黑点;丝状疣,发生在颈部、眼睑的呈柔软丝状的多个细小疣;扁平疣,多发生在面部,躯干部位也常见,多为2~5mm大小的扁平丘疹,肤色或淡褐色,表面光滑,圆形或类圆形,偶因瘙痒而搔抓形成自身接种,或沿皮肤损伤表面种植。

生殖器疣,即尖锐湿疣,是HPV感染的主要外生殖器良性疾病,也是主要的性病类型之一。典型的临床表现为特殊的皮损,形态上为乳头瘤状、菜花状、颗粒状、鸡冠样。主要发生在女性的外阴、阴道、宫颈和肛门周围、肛管内、尿道口。男性则发生在外阴、阴茎、睾丸表面、尿道口、肛门周围、肛管内等部位。当然也有位于腋窝、脐窝、趾间、乳房下等少见部位,对于口腔黏膜表面的疣状损害、复发性呼吸道乳头瘤病则是特殊部位的发病。

高危型 HPV 感染

皮肤的鲍温病、基底细胞癌、帕哲病、鳞状细胞癌等上皮肿瘤均是高危型 HPV 感染的主要皮肤表现。而在黏膜反应方面，其表现主要为宫颈癌、肛门肛管癌、扁桃体癌、口腔癌、喉癌、鼻腔癌、食管癌等。

HPV 的预防

HPV 疫苗是目前国际上公认的，具有积极有效作用的预防措施。接种 HPV 疫苗可以很好地预防包括宫颈癌在内的多种恶性肿瘤，对于其他亚型 HPV 感染性疾病也具有一定的保护力。但是，对于已经感染的人群来说，预防疫苗没有作用。

临床上常说的“5 年生存率”是怎么一回事？

一说到恶性肿瘤，即便是与己无关，也总是会给人们带来一些不悦之感。如果疾病是发生在自己、亲朋或者是周围的人身上，那就不是单纯的不悦了，可能还会有些恐惧和惊慌，毕竟在大家的印象中，恶性肿瘤还是一种不治之症，整体治疗效果不佳，预后较差。

可是，你所不知道的是，近些年来肿瘤疾病诊疗上的进步和治疗效果的提高是有目共睹的。尤其是在抗肿瘤三大基础治疗，即手术、放疗和化疗的基础上，增加了靶向药物治疗、免疫检查点抑制剂治疗以及新的治疗方法，如介入治疗、消融治疗等技术，肿瘤综合治疗理念的改变，使得肿瘤诊疗疗效出现了很大的提高。

如何评价这样的改善呢，在这里我们需要使用一个评价的标准，那就是肿瘤的 5 年生存率。

所谓的 5 年生存率，其实是一个临床流行病学指标，是同肿瘤死亡率高度相关,衡量抗肿瘤治疗进展的有效评价指标。对于肿瘤患者而言,自诊断、治疗结束以后的肿瘤长期生存率可以反映出肿瘤疾病的预后。5 年生存率可理解为多数肿瘤患者的治疗目标。

在我们常说的 5 年生存率中,包括了确诊肿瘤以后存活时间超过 5 年且没有肿瘤存在的患者,也包括了那些依旧带瘤生存的患者,简单地说,只要是活着达到 5 年的患者都统计在内。而“5 年内不复发”或者说 5 年无病生存率,则是指治疗后 5 年之内没有出现复发、转移,而且还仍旧存活的患者的比例,对于这部分患者来说,很大程度上是达到了临床治愈的状态。

5 年生存率越高,说明这种疾病的治疗效果越好,或者说这样的治疗手段越有效。5 年内不出现复发、转移,既体现了治疗的整体效果,也反映了肿瘤本身的生物学行为、恶性程度不是那么高,肿瘤的整体治愈率较高。

5 年生存率是一个统计学上的指标,但是,它并不代表具体到哪一位肿瘤患者的治疗结果。或者可以说,这样的数值是对整体人群的一个具体预测,是对疾病、诊断、治疗措施评价的整体概率,任何的整体概率都不能替代群体中的每一个具体个体。

临床上在实施统计的过程中,除了有 5 年生存率,还有 3 年生存率和 1 年生存率。对于多数肿瘤来说,复发、转移均发生在治疗后的 3 年以内,甚至部分晚期患者的发生时间为治疗后的 1 年内。在这期间,患者的病情相对不稳定,肿瘤细胞很可能再次活跃,出现疾病进展的情况。对于需要实施长期观察的肿瘤来说,5 年生存率自然显得更加适合使用。

临床上,通常会使用 5 年生存率来评估恶性肿瘤的治疗疗效,也可以用于比较不同国家、地区之间的疗效差异。肿瘤患者是否能够获得临床治愈,还需要根据患者肿瘤的部位、分期、分型、治疗方案以及治疗效果等综合判断。

对于肿瘤患者来说,能够生存 5 年或者是 5 年以上,被称为临床治愈。但是,临床治愈并不等于彻底治愈。5 年无复发生存率,或者是 5 年无病生存率则是指在治疗后 5 年内没有出现复发,而且仍存活的患者的比例,这部分患者在很大程度上达到了临床治愈的状态。

因此,“临床治愈”阶段,肿瘤细胞仍然可能存在,有复发可能,并不能称作“完全治愈”。虽然患者不需要长期服药,但也不是高枕无忧,必须定期复查,防止复发。

学会看体检报告

每当有单位体检的时候，体检报告单上的“结节”“囊肿”“息肉”“增生”“肿瘤标志物”等字样就会使得很多人寝食难安，仿佛自己在一夜之间就开始面临险境了，更有甚者觉得自己已经患上了肿瘤，并开始怀疑人生了。

其实，在这里我只想说，体检报告单上的结节、息肉、囊肿、增生、肿瘤标志物等这些字眼，多数情况下只是给我们的身体状况提个醒，并不意味着出现了严重的问题，至于说到罹患肿瘤，那也许还是未来的事情。

结节

说到结节，首先需要判断的就是它属于良性还是恶性。在影像学检查中发现的直径小于3cm的结节，可以发生在肺、乳腺、甲状腺等多种器官之中。临床医生可以根据结节的生长速度、形态、质地、密度、结构、血液供应、钙化与否等特点，来初步判断这些结节的性质。体检发现的结节多数属于良性，对于那些具有恶性肿瘤可能，或者是恶性肿瘤前期表现的，则需要进行复查，必要时给予活组织检查或者实施干预措施。

息肉

生长在黏膜表面的突出物被称为息肉，最常见的部位包括鼻、声带、胆囊、胃、肠道、宫颈等，息肉大多数都是良性的，体检中发现息肉的时候，建议同步实施切除，之后再进行必要的病理组织学检查明确诊断。肠道中的腺瘤性息肉癌变率相对较高，需要尽早切除并进行严密的临床随诊。

囊肿

在肝脏、肾脏和卵巢等器官中发生的囊肿是一种极其普遍的良性疾病，对于囊肿，你完全可以不理会它，只要囊肿没有影响器官的功能或者引起临床症状，就不需要实施治疗，定期观察或复查就可以了。

增生

乳腺、甲状腺、前列腺等脏器的增生是体检中常见的现象，这些疾病在多数人身上都是良性的，但是，部分增生也有发生恶性变的可能。因此，对于增生，我们主要以观察为主，必要时进行病理组织学检查，对于提示恶性的，则随时准备好进行手术切除。

肿瘤标志物

说到肿瘤标志物这个字眼，其实它还真的不是恶性肿瘤所特有的，在诸多良性肿瘤、胚胎组织以及正常组织中也有肿瘤标志物升高的现象，此外，当机体发生感染、慢性炎症，或者处于特殊的生理情况，如月经期、怀孕等情况时，部分肿瘤标志物也会出现升高。因此，面对肿瘤标志物的升高，实施定期、动态、连续的检查是必要的，对于是否需要进行影像学检查则由医生判断。而有的时候，部分肿瘤即便已经发生了恶性改变，其肿瘤标志物却都不会升高，这也是需要引起临床高度重视的问题。

说说肿瘤的那些事

受伤的伤口可以自行愈合，新生的细胞可以替换衰老的细胞，这些现象都是我们生活中的常态，也是我们所熟悉的情况。其实，这些正是人类细胞具有生长和分化潜力的表现，这样的潜力也是机体能够不断实现自我维护、更新能力的体现。

与之相对应，在我们周围还会看到另外一种情况，即虽然积极地配合全方位抗肿瘤治疗，但是癌细胞却依旧疯狂地生长着。这种完全不受机体限制，不断生长和繁殖的状况也使机体中个别细胞生长、分化基因信息发生改变，继而发生基因组序列变化而导致细胞产生了全新形态、作用和功能。这些有别于原始细胞的状况，俨然就像一个不受管控的熊孩子，而这个熊孩子就是肿瘤细胞。

肿瘤细胞是由什么转化而来的呢？其实，肿瘤细胞也是起源于身体中的正常组织细胞，而不是什么天外来客。这也导致肿瘤的诸多临床表现、显微结构与正常组织之间具有相似性。在临床上，根据肿瘤向周围、远处侵袭性的程度不同，将肿瘤分为 2 类，对于那些生长相对局限，较少出现侵袭的称为良性肿瘤，而能够明显侵袭到邻近组织、发生转移的则称为恶性肿瘤。

对于肿瘤细胞来说，如果其原始细胞是来源于上皮组织的，我们就称之为“癌”，这占全部肿瘤的 80% 以上。不同的细胞形态、功能可以分为鳞状细胞癌、腺癌等。

非上皮组织来源的恶性肿瘤也是一大类，如造血系统细胞转化而来的，包括免疫系统的细胞，如 T 淋巴细胞、B 淋巴细胞、浆细胞等类，也有由中枢、外周神经系统转化而来的原始神经外胚层瘤，包括神经胶质瘤、胶质母细胞瘤等。

对于一些不适合划分归类的肿瘤，如黑色素瘤等则有其特殊的划分标准。

明确了肿瘤细胞是来自自身的正常细胞，接下来我们最为关心的就是身体中的这些“乖孩子”是如何变成“熊孩子”的。其实，肿瘤的发生原因是多方面、综合性的，原因主要包括遗传因素、生活方式、生活习惯、化学试剂以及物理、生物性致癌物等的综合作用。

“种瓜得瓜、种豆得豆”就是肿瘤遗传性的最好解释，尤其是直系亲属中存在肿瘤的时候，其家族人员中肿瘤的发生概率也会更高，此时如果再有其他外界诱因作用，那结果就可想而知了。

除了遗传性因素以外，不良的生活方式（如食用腌制品、加工肉等）、生活习惯（如长期久坐、缺乏运动和体育锻炼等）、化学物质（如亚硝酸盐、黄曲霉毒素、苯并[α]芘、煤焦油等）以及物理性因素（如放射线、紫外线照射等）、生物性因素（如 EB 病毒、乙型肝炎病毒、丙型肝炎病毒等）致癌物等均是导致肿瘤发生的主要诱发因素。当然，这些也是预防肿瘤的最有效、最具有针对性的措施。

人体中的各种细胞、组织、器官无时无刻不在进行着生命活动，每一次复杂的细胞生长、分裂、增殖的过程都会产生新的细胞，也同样产生发生错误的机会，这就会导致癌变的发生。机体在出错的过程中，同样也有着强大的纠错系统，即免疫监视清除功能，两者之间保持着很好的动态平衡，这才是维持机体正常运行的主要保障，也是肿瘤治疗的一个主要方向。

肿瘤的高危人群和预警信号

口腔癌

高危人群：长期咀嚼槟榔史；乳头瘤病毒等感染；长期主动或被动吸烟者，长期饮酒者；口腔不洁净、尖锐牙齿、残根残冠及不良修复体的反复刺激；长期伴有口腔黏膜疾病，如口腔白斑、红斑等。

预警信号：口腔黏膜颜色或外表形状的改变，如变白、变红、变深，或原先就存在的痣如今面积增大、表面增高、质地变硬并出现溃疡；口内或颈部任何部位出现不明原因的肿块，或口腔黏膜溃疡超过两周未愈合；颈部淋巴结突然肿大；出现运动障碍，嘴巴张不开，舌头半侧丧失知觉或麻木的症状；咀嚼、吞咽或说话困难；颌骨局部性肿大、左右不对称，有时合并知觉异常，或牙齿动摇等症状。

喉癌

高危人群：长期吸烟、饮酒者；慢性喉炎、喉角化症、喉乳头状瘤、声带白斑等患者；长期接触粉尘、化学有害气体等致癌物质者；人乳头瘤病毒（HPV）感染者。

预警信号：顽固性声嘶；咽喉部异物感；咽喉部疼痛，有时放射到同侧耳内；咳嗽和痰中带血；呼吸困难、吞咽困难、咳痰困难及口臭（较晚期）；颈部淋巴结肿大；颈部肿块，肿块质硬，无痛，且逐渐增大；贫血、消瘦、衰竭等恶病质。

食管癌

高危人群：恶性肿瘤家族史；反复反酸、吞咽不适、食管内异物感、食物通过缓慢停滞感等消化道症状，以及反复胸骨后疼痛或闷胀不适感等症状；不良饮食习惯，如长期食用腌渍、热烫、粗硬、霉变食物；吸烟、酗酒；食管下段的鳞状上皮被柱状上皮覆盖、食管炎或癌前病变。

预警信号：体重无故减轻；食物通过缓慢并伴有哽噎感；吞咽食物时胸骨有烧灼样、针刺样或牵拉摩擦样疼痛；食道内有异物感、胸口烧灼感。

胃癌

高危人群：恶性肿瘤家族史；幽门螺杆菌（Hp）感染者；患有萎缩性胃炎、胃溃疡、胃息肉、残胃、肥厚性胃炎、恶性贫血等疾病。

预警信号：上腹部出现消化不良、反酸嗳气、烧心等不适症状；消瘦、贫血；上腹部疼痛；大便发黑或大便出血；出现饱腹感或烧灼感；乏力、消瘦、贫血。

结直肠癌

高危人群：有恶性肿瘤、肠道息肉家族史；粪便潜血试验阳性；有肠道息肉、溃疡性结肠炎、克罗恩病等癌前疾病；盆腔接受过放射性辐射。

预警信号：大便形状或排便次数变化；腹泻和便秘交替出现；腹部绞痛、腹部有包块；黏液性便血；肛门停止排气；排便时伴有恶心、呕吐。

肝癌

高危人群：肝脏恶性肿瘤家族史；患有慢性乙肝、丙肝等病毒性肝炎；各种原因的肝硬化；非酒精性脂肪性肝炎；嗜酒、食用霉变食物。

预警信号：近期体重迅速下降；右上腹肝区经常性持续胀痛；皮肤、巩膜变黄，或小便变为浓茶色；食欲减退、厌油、腹泻、饭后饱胀等消化不良症状；长期鼻腔、牙龈反复出血，或消化道出血为黑便、呕血症状。

胆囊癌

高危人群：恶性肿瘤家族史；胆囊结石直径大于3cm；瓷化胆囊或者萎缩性胆囊炎、慢性胆囊炎；直径≥1cm的胆囊息肉样病变。

预警信号：右上腹或上腹部出现肿块、持续性隐痛或钝痛，有时伴阵发性剧痛并向右肩放射；消化不良，厌油腻，嗳气，胃纳减少；出现不明原因的皮肤、巩膜黄染，伴有消瘦乏力、皮肤瘙痒；尿色深黄呈酱油或浓茶样，大便颜色浅甚至呈陶土色；胆道出血时可能伴有黑便；有肝转移时可出现肝脏肿大、肝硬化等症状。

胰腺癌

高危人群：恶性肿瘤家族史；肥胖；长期吸烟、过量饮酒；5年内新发糖尿病患者，尤其是非肥胖者；慢性胰腺炎患者。

预警信号：上腹部和腰背部持续疼痛；经常拉肚子、消化不良；皮肤、巩膜发黄；食欲不振，消瘦乏力，伴有恶心、呕吐、腹泻等；梗阻性黄疸，大便色泽变淡，甚至呈陶土色，皮肤黄染呈棕色或古铜色，有皮肤瘙痒症；症状性糖尿病。

容易被忽视的肿瘤特殊性表现

很多人都对肿瘤的“早期预兆”很感兴趣，仿佛关注了身体上的这些预兆就可以发现早期肿瘤。对于这种表现，我们只能说它是人体针对肿瘤出现的一些比较早的迹象。这些症状有的时候还真的不见得会出现很早，只是它可以提醒患者注意罢了。

肿瘤的发生不是一天之内形成的，但是，肿瘤的发现却真的是在一天之内发生。很多肿瘤在其发生、发展过程中包括癌前病变、原位癌和浸润癌，从正常细胞发展到癌细胞需要几年、十几年甚至是几十年的时间，在这样漫长的过程中，只要你可以及早地发现一些临床细微征象，就可以及早发现肿瘤并将肿瘤扼杀在摇篮之中。

身体出现肿块、结节

身体上发现肿块或者结节的时候，首先想到的就是是不是肿瘤。对于身体上肿物、结节的判断需要从多个角度进行。包括大小，越小的结节从概率上说越倾向于良性，但是，这也并非绝对。除了大小以外，肿物大小的变化趋势和速度也有重要的参考依据，持续性增大，特别是在短时间内迅速增大的结节，其恶性的可能性极大，也是需要特别重视的。其次看肿块的质地，质软或囊性肿块，一般倾向于良性，质硬、固定或实性肿块则倾向恶性。第三，观察边界和活动度，良性肿瘤的边界较为清晰，活动度较好，而恶性肿瘤多数边界不清，与周围组织之间有明显的粘连或融合，活动度较差。

持续较长时间的咳嗽

对于咳嗽，尤其是那些较长时间的无原因的咳嗽而言，需要明确咳嗽的具体原因。直接实施止咳不是最优的选择。对于那些久治不愈的咳嗽或者是痰中带血，尤其是长期吸烟者，应警惕肺部肿瘤存在的可能。

出现不明原因的发热

身体出现发热的时候，既是人体对于疾病状态的一种反应，同时也是机体的一种自身保护性措施。对于身体出现发热，我们首先要明确导致发热的原因。对于那些发热原因不明的，且持续性存在的，则需要警惕肿瘤存在的可能，尽早进行相关检查。

莫名的消瘦和疲乏

如果没有主动进行减重锻炼，也没有刻意节食，体重却不明原因下降或进行性消瘦，或伴厌食、乏力、易疲劳等，要查明原因，消瘦和疲乏也可能是恶性肿瘤的表现。

没有特别的外伤却出现出血

外伤以后出现的损害性出血都是我们可以理解的现象，但是，如果没有任何外伤性的损伤而出现异常出血，比如，便血或呕血，要注意排除肠癌、胃癌的可能。咳血、痰中带血的时候要警惕肺癌发生的可能。不规律的阴道出血或非月经期出血，可能与子宫内膜癌、卵巢癌等妇科肿瘤有关。无痛性血尿或伴排尿困难，小心泌尿系肿瘤；非外伤鼻出血注意排除鼻咽癌可能。

持续的消化异常

消化不良、食欲不振多数人只是短暂一过性的，如果消化不良持续存在，或伴反酸烧心，上腹闷痛不适，不要想当然认为这是一般的“胃病”，而要警惕胃癌或食管癌等的可能。

吞咽食物时候出现梗阻感、异物感

如果进食时有胸骨后闷胀感或胸骨后面的烧灼感，胸骨后疼痛，或者感觉食管内有异物感，尤其是进行性加重的吞咽食物梗阻感，要警惕食管癌、喉癌等的可能。

声音嘶哑持续存在

短暂的声嘶可能很多人都曾有过，但如果声嘶难以恢复导致持续时间较久，就要警惕喉癌、肺癌等侵犯或压迫喉返神经的可能。

大便习惯、性状改变

大便习惯、次数或性状发生改变，如大便外形变细，大便带脓、血、黏液等，或便秘与腹泻交替，要警惕大肠癌，尽早到医院检查。

出现白斑或是癌前病，增大灼痒疑癌变

口腔黏膜白斑、女性外阴或男性阴茎龟头白斑迅速扩大伴灼痒感，应注意排除癌变。

黑痣突然增大、颜色改变

黑痣很多人都有，但如果黑痣突然增大，或边缘变得不规则，或颜色发生改变，或出现破溃出血，或灼痒疼痛、痣上原有的毛发脱落，要怀疑黑色素瘤的可能。

溃疡伤口久不自愈

如果皮肤伤口或溃疡持续不愈，要警惕皮肤癌的可能。口腔溃疡很常见，但如果长时间持续不能愈合，应警惕口腔癌的可能。

肿瘤患者的心里都有一把锁

在肿瘤患者的日常诊疗过程中，时常会遇到这样的问题：有时在患者疾病诊疗的具体情况与他们身体状态之间有着一定的差异，有的患者其肿瘤治疗情

况明明已经有了很大的起色和很好的治疗效果，肿瘤也明显缩小了，但是患者的整体状态，尤其是精神状态就是没有得到太大的改观，整天蔫头耷脑的。出现这个问题的主要原因还是患者的精神、心理上出了问题。这也很好地解释了肿瘤疾病的确是一种特殊的身心性疾病。

在肿瘤患者中，机体上出现的躯体性疾病和精神心理症状几乎都是同时存在的。

美国国家癌症中心的一项调查结果说明，肿瘤患者最为常见的临床症状及其发生率分别为：

躯体症状中，明显的乏力约为73%，疼痛反应约为63%，嗜睡约为60%，口干约为55%，恶心约为45%，厌食约为45%；

精神心理症状中，忧虑的发生情况约为72%，感到伤心约为67%，感觉紧张约为62%，入睡困难约为53%，易激怒约为47%，注意力不集中约为40%。

应该说，以上这些问题不只是在患者中存在，其实，在患者最为亲近的家属、朋友和周围人群中也同样存在，并且这些问题也会对他们产生明显的影响，甚至成为最为常见的问题。

精神心理问题和障碍在肿瘤临床上的发生率极高，即便是这样，肿瘤患者的精神心理问题和障碍却常常被医护人员忽视。其主要原因在于，诸多的临床医生都只会选择性地关注患者的躯体损害，把治疗疾病作为自己的主要任务，当然了，这里所说的治疗疾病主要指治疗身体上的疾患。在另外一个角度上，很多临床医生无暇顾及肿瘤患者的心理状态，肿瘤患者心理状态的复杂性是肿瘤医生、护理人员专业所不及的内容，大家也缺乏对患者实施专业精神评估、评价的技能。

目前，临床上大约有10%的晚期肿瘤患者有可识别的精神疾病。在临床上，多数情况下也是相关的临床症状较为明显，临床医护人员给予患者特别的关注，或者是患者的家属借助各种方法预防和治疗某些精神心理障碍的发生。

在临床上，良好的医患交流，根据个体化需要告知疾病的信息资料是必要的，医护人员、患者家属需要与患者一起对肿瘤疾病的情况、状态进行充分的了解。向患者和家属提供他们所需要的病情资料，甚至可以依照他们的直接要求而适当地“完全”告知其疾病，由患者参与疾病诊疗措施的选定，甚至可以让患者对他们疾病的治疗拥有一定的决定权、决策权。

当然了，其中的“完全”也是具有一定限度的，“知病不知情”“知情不知度”“病情、程度有节制”等都是很好的方法。良好的医患关系和提供连续性的关怀照护也很重要，对于每一位患者来说，他们心里都会有一把锁，差异只是在于大和小、紧和松。但是，对于问题的解决却是必需的，也就是要打开心里的锁。

肿瘤患者也可以有性生活

最近一次门诊时间里，看完了一位综合治疗全部结束的宫颈癌患者以后，我做好了结束今天门诊工作的准备。就在我开门准备离开诊室的时候，看到刚才就诊患者的老公站在门口没有离开，看到我结束了一个上午的门诊，他便向前一步又进入了我的诊室，磕磕巴巴地向我询问起来。

原来，他之所以没有随爱人离开医院，主要是有些"其他"的事情需要询问我，说起话来也支支吾吾，感觉有些难为情。在我的直接询问之下，他才坦言今天返回来要询问的问题，那就是当他爱人的治疗全部完成以后，他们是否可以恢复正常的性生活。

这时，我才真正理解了他陪爱人就诊的时候表现出来的一些奇奇怪怪的言行。其实，这样的问题和情况对肿瘤患者来说还真是一个很实际的问题，是日常生活中常见的问题，也令他们时常有些迷惑、恐慌。

我首先告诉他，对于肿瘤患者而言，夫妻之间过性生活是一种完全正常的需求和行为。但是，夫妻之间能否过性生活则需要视具体情况而定，其中主要受到患者的身体情况、体力和性生活后的状态等因素的影响。

对肿瘤患者的爱人来说，夫妻间性生活中最为担心的就是这样的行为是否会对患者的身体产生不利的影响，除此之外就是肿瘤疾病是否会因此在夫妻间传播。在这里，我想说，上述这些担心都是完全没有必要的。对于肿瘤患者而言，如果患者的一般情况、体力情况允许，或者是在疾病的诊疗期间，或者是治疗之后身体恢复较好，没有性生活不适的，则夫妻之间是完全可以享受性生活的。在此期间，更不需要担心因为性生活而将肿瘤疾病传染给对方，或者是使得疾病进一步加重、转移或复发。与正常夫妻之间一样，只要是性生活的状态、频率适度，性生活之后没有身体不适、体力疲乏，或者次日没有精神不振、头晕脑涨、腰膝酸软等情况，那么一切就是完全正常的，也不会对肿瘤患者的康复产生不利的影响。

适宜、适度的性生活不仅可让患者释放性压力，也可以让患者对生活充满信心和希望，还能很好地促进夫妻之间的感情，使家庭和谐、幸福。

但是，对于患病处于特殊部位的患者，如泌尿生殖系统肿瘤，或者部分存在躯体、肢体损伤、不完整的患者，以及正在实施抗肿瘤治疗期间的患者，或者肿瘤诊疗过程中出现了复发、转移等进展情况时，这些患者的性生活就需要进一步的审慎判定。尤其是患者的身体状况不允许、体力不足时，则不建议进行性生活。

对于部分夫妻双方均具有性欲望的，也可以改变一些性行为方式，如只进行爱抚、接吻、拥抱等行为，应该说，在这样的时候，最为重要的还是夫妻之间的感情，更加强调的是相互体谅、关爱和情感上的交流。

说说益生菌的那些事

说到益生菌，它可是近些年来我们生活中的“大明星”，益生菌不只用于疾病治疗，也有用于疾病预防，甚至还有所谓的健康保健等方面。

益生菌之所以有这样的作用，也许你会认为它是很有本事的“外来户”，其实，它的本质却还是“自己人”，只是在不同的人群中其含量、组成有所差异罢了。益生菌是一种有益的活性微生物，与身体中其他微生物一样可以定植在人体内，如此便改变了身体中某一部位的细菌菌群的数量和组成。

在诸多益生菌中，消化道内益生菌最为有名，它们通过调节机体黏膜、免疫功能，或者是调节肠道内菌群的平衡，可以较好地促进肠道营养吸收，保持肠道健康，这样就会产生更为有利于健康的活性微生物。益生菌在使用过程中安全性好，几乎没有毒副作用，还具有较高的稳定性。

益生菌有这么多的好处，采用口服方式进行必要的补充自然也是最适合的。但是，益生菌也有着它的特点，如益生菌在口服的过程中不能耐受胃酸、胆盐的作用，此外，益生菌可以黏附、占据、定植在肠道上皮细胞表面，如此就可以清除、减少那些致病菌的黏附，这样也就抑制了致病菌的定植、生长、繁殖，在这样的情况下，益生菌的使用也就具有了安全性、无致病性等。

目前，生存在人和动物体内的益生菌种类很多，主要包括酵母菌、益生芽孢菌、丁酸梭菌、乳杆菌、双歧杆菌、放线菌等。它们均具有诸多对机体有益的功能，如益生菌能够合成消化酶，促进营养物质在肠道内的消化、吸收。益生菌的自身结构可以激活免疫系统，刺激机体免疫系统，提高免疫力。肠道中存在着复杂的肠道菌群，益生菌也是其组成之一，是维持肠道内菌群结构平衡的主要因素，参与机体的重要生理活动。肠道内的益生菌可以抑制脂质过氧化，延缓高铁血红蛋白的形成，影响脂肪酸代谢，改善肌肉状态。最为重要的是，益生菌可以提高机体抗氧化水平，缓解机体的炎症反应，抑制肠道炎症，降低肠道黏膜渗透性，保护肠道黏膜屏障的完整性。

正是因为益生菌具有这些好处，适当地补充益生菌成为很好的预防和治疗的方式，这主要针对免疫力低下，即容易罹患感冒、肠道疾病的人群。此外，益生菌可以很好地促进肠道蠕动，增强肠道菌群平衡，自然具有治疗便秘、腹泻的作用。对于部分消化不良的人群及肠道炎症的患者，益生菌则具有改善肠道功能的作用，同时也是一种有益的保健措施，尤其适合先天性乳糖酶缺乏的人群。对于实施化疗、放疗的肿瘤患者，适当补充益生菌则是维持肠道菌群平衡的有效措施。而对于肝硬化、腹膜炎等疾病的患者，益生菌则可较好地降低血液中的内毒素含量，降低肠内酸度，防治肠源性内毒素血症。

适当补充益生菌是维持人体微生态平衡，维持身体健康，改善免疫功能的有效手段。对于人体菌群而言，强调的是保持平衡状态，因此益生菌并不是越多越好，过度摄入和补充益生菌不仅不能对人体产生积极作用，还有可能导致人体脏器负荷过重，严重扰乱肠道环境，从而产生严重的负面作用。在益生菌补充方面，人们应该注重适当吃些含益生菌的食品，而不是过多地依赖益生菌制剂。

肿瘤患者的疲乏感是怎么来的?

“一天到晚什么也不用做,怎么会感觉到如此的疲乏,浑身没有力气,就像全身泡在酸菜缸里一样酸乏……”

在肿瘤科病房里,说这种话的可不是一两个人,很多肿瘤患者都会有这样虚弱或者是疲劳的感觉。这样的疲劳感受和普通人在工作、操劳以后的劳累是截然不同的,健康人疲劳以后,经过一段有效的休息就会缓解,而肿瘤患者的这种疲劳感却是持续存在的,并不能通过休息而缓解,因此,它也有一个特殊的名字叫癌性疲劳。

肿瘤患者为什么会出现顽固的癌性疲劳呢? 其实,主要的原因还是与患者罹患恶性肿瘤直接相关。癌性疲劳的表现多种多样,最为常见的就是莫名的疲倦,感觉到虚弱、疲惫、行动迟缓,甚至有人会说感觉身体力量被剥夺了,无法专心做任何一件事情,手臂、腿脚沉重如同被抽了筋一样,虽然是疲劳无力却无法入睡,即使睡眠足够醒来也是浑身无力。与这些表现伴行的,还会有喜怒无常、悲伤、易怒或者沮丧等负面情绪。

目前,临床上对于癌性疲劳的认识虽然有了不少的进步,但是,由于它所产生的表现都是以一些主观性因素为主的,临床上很难采用类似 CT 检查、化验检测等指标进行标化和量化检测确定。因此,在常规诊疗过程中,医生们会通过患者的症状描述,加上自身感受程度评估的方法来判定患者的疲劳程度。一般我们会使用 0 ~ 10 这些数字来表示不同的级别,其中,“0”表示患者完全没有疲劳感,非常轻松,而“10”则代表一个人能想象到的最严重的疲劳感。即通过患者的主观感受,加上具体的级别判断来表达疲劳感的严重程度。

虽说癌性疲劳的产生都与肿瘤疾病直接相关,但是,仔细区分其中的原因,还是可以找出一些细节上的差异,同时也为癌性疲劳的预防、治疗提供依据。

癌症本身因素。与肿瘤细胞的生长、代谢而释放出的细胞因子、激素等蛋白质有关,此外,肿瘤患者能量代谢的增加,增加了骨骼肌的消耗,损害了肝、肾等重要脏器的功能,也会导致疲劳发生。

抗肿瘤治疗因素。用“杀敌一千,自损八百”来描述抗肿瘤治疗的得失虽说有些严重,但是用来形容治疗所产生的不良反应还是比较客观的。

肿瘤患者的贫血。在临床上,因为肿瘤疾病或者是诊疗性原因导致的贫血是极其常见的,而红细胞可运输氧气,运走二氧化碳等代谢废物,对维持正常生命活动具有积极的作用。由贫血而引发的疲劳、眩晕等症状自然也就很好理解了。

营养不良因素。肿瘤细胞对于机体营养代谢的影响和消耗是巨大的,再加上抗肿瘤治疗导致的营养补充困难,诱发疲劳也是疾病治疗中的常态。

情绪变化、睡眠影响等因素。面对肿瘤疾病,人性的脆弱自然不用说,焦虑、抑郁、暴躁等负面情绪上的改变自然会波及患者的情绪与睡眠,长此以往,疲劳自然很难缓解。

面对肿瘤患者出现的疲劳感,临床上首先需要甄别其产生的原因,毕竟确定原因才是治疗的根本。这对实施有效的抗肿瘤治疗,改善肿瘤的情况具有治标并治本的作用。当肿瘤治疗还在进行中,甚至是出现了一定困难的时候,实施具有针对性的对症治疗显然是有意义的,如纠正贫血,加强营养供给,平衡膳食结构,改善患者睡眠,有效调整患者的精神状态,科学实施情绪管理。

与此同时,对于肿瘤患者因为疾病而产生的各种并发症,尤其是癌性疼痛也需要实施积极的疼痛管理,科学合理地使用止疼药和治疗措施,减少止痛药、心因性疲劳的产生。

说了这么多措施,其实都是对症和补漏的过程。在治疗癌性疲劳的过程中,“动起来”才是最具有积极意义的主动治疗模式。无论是散步、慢跑还是器械性运动,肿瘤患者都应该根据自身的身体状况、体力情况、治疗时间等因素,实施科学、适宜、渐进的运动和体育锻炼,如此可以在提高患者体能的同时,改善患者的睡眠、饮食质量,最为关键的是,运动也是目前已知的可以直接治疗癌性疲劳的主要手段。

说说肿瘤标志物的那些事

近些年来，随着人们健康意识的不断提高，日常生活中定期或者不定期的健康体检也逐渐增多。在体检完成之后，很多人都会因为部分检查指标的异常而产生困扰。然而，对于部分人来说，他们产生的却可能是恐惧，这主要是因为在他们的检查结果中出现了所谓的肿瘤标志物阳性或者升高。

说起肿瘤标志物，其实，它指的是恶性肿瘤在其发生、发展和细胞增殖的过程中，由肿瘤细胞本身所产生的，或者是人体对肿瘤细胞产生的各种物质。这些物质的产生可以直接或者间接地反映出肿瘤细胞的存在，同时也可以提示肿瘤细胞的生长情况，这样的物质主要包括蛋白质、激素、酶等各种成分。通过对肿瘤标志物的解释、说明，我们可以把肿瘤标志物理解为树的影子，或者是汽车走过之后路上留下的车轮印。

那么，问题来了，当检查到肿瘤标志物升高，是否就意味着发生了恶性肿瘤呢？答案当然是否定的，对于部分身体内没有恶性肿瘤的人来说，他们在化验检查肿瘤标志物的时候，也可能会出现肿瘤标志物指标阳性或者升高的情况。

这样说来，肿瘤标志物虽然是以“肿瘤”命名，但是它却不是肿瘤所特有的标志性物质，它的存在和升高同样也可以提示很多非肿瘤的良性疾病的存在。

在临床上，最为多见的就是一些人的肿瘤标志物指标出现了轻度升高，这样的升高情况大多是刚刚超过了正常上限值的一点点，或者是正常上限值的1～2倍范围之内。此时，在机体内可能真的没有恶性肿瘤的发生，存在的仅仅是一些良性疾病。如PSA是一种敏感性、特异性相对较强的，与前列腺癌发生、发展相关的肿瘤标志物，但是，PSA升高也不都是发生在前列腺癌患者中，也会在部分前列腺炎、前列腺增生患者的检查中呈现阳性或者指标升高。与之类似的是，当身体发生肝功能异常、肾功能异常、胆道梗阻和炎症感染的时候，肿瘤标志物CEA、CA199、CYFRA 21－1以及ProGRP等指标也会增高。

因此，当肿瘤标志物升高的时候，需要提示临床医生要做好疾病的鉴别诊断。既要很好地排除那些身体内原本就没有的恶性肿瘤的存在，同时，也要小心那些肿瘤是否处于疾病的早期阶段，或者是原本就是肿瘤标志物轻度升高的特殊状态。

说到肿瘤标志物的数值变化，那么是不是检测到的肿瘤标志物升得越高，其提示恶性肿瘤的可能性就越大呢？从理论上说，肿瘤标志物的检测数值可以很好地反映出肿瘤的发生、发展，肿瘤的大小，肿瘤分期等内容，这也是评价肿瘤标志物临床实用性的重要指标。但是“理想很丰满，现实却很骨感”，在目前已知的所有肿瘤标志物中，很少能够满足这些临床需求。也就是说，随着肿瘤标志物的升高，并不能完全提示机体内肿瘤存在的可能性，我们只能说在这样的情况下，发生肿瘤的概率在逐渐地提高，这样的可能性比那些只升高一点点、升高 1 倍以内的指标更有意义。

但是，这样的升高与肿瘤发生之间的关系也不是绝对的，有时这样的升高也反映了一些非肿瘤性疾病状态的主要指标。例如在有些慢性肝炎、肝硬化的患者中，其 AFP 检测水平会出现超出正常上限数值很多倍数的升高。此时，通过影像学检查可以排除肝脏内部肿块的存在，此外，随着肝脏疾病治疗的生效，这样的指标也会相应降低，这也就排除了恶性肿瘤存在的可能。

如此说来，不论是出现了哪种情况，对于检查中发现了肿瘤标志物升高的患者，还需要实施具有针对性的、密切的随诊观察过程。尤其是对于肿瘤标志物升高，而又需要排除肿瘤疾病的时候，实施有效的鉴别诊断的压力也会更大一些。这个时候主要是需要结合病史、体格检查、临床检验，以及实施必要的病理检查、有效的治疗措施、随诊观察等多种因素来实施临床综合判断。

说完了肿瘤标志物的升高和升高幅度方面的问题，那么，对于肿瘤标志物检测为正常的人，就能够排除恶性肿瘤的存在了吗？既然肿瘤标志物升高不能代表就是罹患了恶性肿瘤，那反过来，肿瘤标志物正常能不能说明就没有肿瘤了呢？答案也是很明确的，不能。

这也反映出肿瘤标志物具有很多的不确定性，在临床实践中，即便是得了肿瘤，也并不能保证肿瘤标志物的检测结果百分之百就是升高的。也就是说，肿瘤标志物检测为阴性或者是正常水平的患者，也不能完全就排除肿瘤的存在。

例如，在肝癌患者的疾病诊疗中，目前公认的灵敏性、特异性最佳的肝癌肿瘤标志物就是甲胎蛋白（AFP）。但是，在明确诊断的肝癌患者中，AFP 的阳性率却仅为 60% ~70%，也就是说，临床上大约有 30% ~40% 的原发性肝癌患者的 AFP 指标是正常的，或者是只有轻度的升高，在如此情况下，希望通过检测 AFP 升高的途径来诊断肝癌就有些难以实现。

出现这种情况的原因也是多种多样的，如肝癌细胞合成分泌 AFP 具有一定的时限，肿瘤细胞在体内发展的初期就很难被检测到，只有当肿瘤细胞分泌出来蛋白分子以后，我们才能在血液里检测到对应的指标；此外，AFP 的分泌也与肝癌细胞的分化类型、程度直接相关，统计表明，肝癌高分化、低分化的肿瘤细胞容易合成 AFP，而中分化细胞的合成能力相对较低。此外，肝癌细胞合成、释放 AFP 也不是连续的，肿瘤细胞在其生长的过程中也有“停下来休息”的时候。

也许正是因为具有这样的不确定性，在临床实践工作中，更加建议的是实施有效、连续的动态观察来检测肿瘤标志物的变化趋势。特别是对于那些肿瘤标志物只是轻度升高的患者，由于其升高的幅度不是很大，实施有效的动态观察，观察其动态变化趋势则更具有实用价值。在临床上，一般情况下建议患者每半个月到 1 个月，或者是每 1 ~ 2 个月实施一次肿瘤标志物复查，主要比较的就是指标的变化情况。对于那些可能具有其他相关联的肿瘤标志物和检测指标来说，最好也实施同步的检测。

在肿瘤标志物的动态检测过程中，肿瘤标志物呈现出逐步增高，或者是持续性升高，或者是又出现了其他与之相关的肿瘤标志物的增高，那么就需要临床医生引起足够的重视。哪怕是某些肿瘤标志物的检查数值尚处于正常范围之内，但是，连续的检查却呈现出动态的、渐进性升高的时候，也有必要在 3 个月以后，再对患者实施一次有针对性的影像学、胃肠镜检查，或者是更加精密的检查措施。毕竟对于那些在疾病初期不一定被发现的小的肿瘤，经过 3 个月左右的变化以后，有可能产生变化而被发现。

肿瘤标志物在临床应用的过程中，真的有一些神奇的作用和效果。

由于不同组织、细胞来源的肿瘤标志物具有很大的差异，在某些时候，临床上仅仅是化验出某项肿瘤标志物升高，通过这样的指标，可以引导我们实施有针对性的影像学检查，从而找到肿瘤的原发病灶或者是同时存在的其他疾病。如 AFP 提示原发性肝癌、PSA 提示前列腺癌、CA125 提示妇科肿瘤、NSE 提示小细胞肺癌、CA199 提示胰腺癌等。

不只是不同组织、细胞来源之间的差异，对于部分肿瘤标志物而言，即使是在同一脏器，由于肿瘤细胞在其起源上存在着差异，不同细胞分泌的肿瘤标志物也会出现差异。如肺癌中起源于腺泡细胞的肺腺癌，可以伴随 CEA 指标的升高；起源于支气管鳞状上皮细胞的肺鳞癌伴随 SCC 指标的升高；小细胞肺癌伴随 NSE 指标的升高。掌握了这些规律，对于那些存在单一指标升高，或者是多种指标升高的患者，就可以通过对肿瘤标志物的识别来协助判断肿瘤可能的病理组织学类型，或者是提示我们肿瘤组织中可能存在着混合性病理组织状态。

肿瘤标志物在临床应用过程中，还具有监视、监测肿瘤组织状态的作用。对于部分肺腺癌患者而言，如果他们正在长期实施靶向治疗药物，或者是化疗等其他治疗措施以后，原本提示肿瘤存在的肿瘤标志物 CEA 升高、变化的时候，又出现了提示小细胞肺癌的 NSE 水平的升高，此时需要高度警惕肺腺癌出现小细胞肺癌转化的情况。在疾病的诊断、治疗、监测等方面也都会发生改变，提示我们需要对肿瘤疾病实施有针对性的调整和转变。

在部分肿瘤患者的治疗过程中，肿瘤标志物可以很好地提示肿瘤疾病的治疗状况。对于肿瘤标志物的检测来说，疾病初期的检测数值升高很好理解。当肿瘤被完整地切除以后，肿瘤标志物可以在短时间里下降，并回降到正常范围之内，这也提示身体内的肿瘤细胞负荷已经最大程度地被清除了，也就是达到了治疗的目的。对于其他治疗有效的非手术治疗模式而言，也可以使得肿瘤标志物水平下降，并逐渐达到正常水平，其道理和效应也是一致的。但是，在观察期中如果又出现肿瘤标志物的异常升高状态，则提示临床医生，患者可能存在“转移”“复发”等情况。如果在疾病诊疗或者是疾病随诊过程中出现了“新的”肿瘤标志物及其升高的情况，不能排除有新的肿瘤再次发生的可能，也就是出现了患者在疾病的诊疗过程中又发生了第二个恶性肿瘤的情况。

说说肿瘤转移的那些事

肿瘤细胞发生转移是恶性肿瘤细胞所特有的细胞生物学行为和特点。肿瘤细胞发生转移的影响因素很多，主要受到不同肿瘤组织类型的影响，具有不同的肿瘤转移方式，也有着不同的转移速度。

所谓的肿瘤细胞转移，指的是肿瘤细胞从肿瘤原发病灶部位，通过各种途径，如血液、淋巴途径，直接浸润和种植转移等方式，转移到身体的其他部位，并且在转移的部位继续定植、生长，从而形成新的肿瘤病灶。肿瘤转移是恶性肿瘤特有的生物学行为，在良性肿瘤中一般不会发生转移。

直接浸润

恶性肿瘤的生长之所以有别于良性肿瘤，主要是因为良性肿瘤属于膨胀性生长，呈现为球形向外膨胀，对机体的损害主要表现为肿块的压迫。而恶性肿瘤主要呈现出直接浸润生长的方式，肿瘤组织的生长就如同树根一样直接长到邻近的组织、器官部位，形成局部的浸润病灶。也正是因为如此，恶性肿瘤在实施外科手术切除的时候，肿瘤的切除范围要大于测量的范围，周边需要留出足够的“正常组织”的范围，以此达到肿瘤的完整切除。

血行转移

血行转移是肿瘤细胞从肿瘤原发病灶部位脱落入血，或者是从原发病灶浸润生长进入血液循环，随血管的分布到达血液供应相对比较丰富的脏器，如肝脏、肺、骨骼、肾脏、颅脑等，并在这些部位定植、生长，逐步形成新的转移病灶。在血液中存活的肿瘤细胞具有着广泛的生长情况，肿瘤细胞的转移范围、转移速度都是所有转移模式中最广、最快的，也是对肿瘤疾病属于全身性疾病的最好解释。在血行转移的恶性肿瘤中，最具有代表性的肿瘤类型当属各种肉瘤，如脂肪肉瘤、滑膜肉瘤、纤维肉瘤、骨肉瘤等。在多数情况下，即便是实施了根治性手术切除，也会在术后1～2年即因为血行转移而发生肺转移、骨转移。如此说来，血行转移可能在肿瘤发生之初就开始了，同时也提示类似肉瘤这样的具有血行转移特性的肿瘤患者，在完成了手术切除治疗以后依旧需要实施具有针对性的全身抗肿瘤治疗措施。

淋巴转移

淋巴转移是恶性肿瘤转移模式中名气最大的，是指肿瘤细胞侵入淋巴系统，随着淋巴道、淋巴结途径而发生转移，这样的转移途径也是肿瘤最常见的转移途径。对于淋巴结转移而言，转移部位主要位于肿瘤病灶由近及远的各级淋巴结，当然，也有出现超级跳跃转移的模式。部分肿瘤淋巴结转移甚至可以出现淋巴引流逆向转移。正因为如此，肿瘤患者在实施外科手术治疗的过程中，需要同时对肿瘤病灶所属的淋巴结引流区域中的淋巴结也进行手术切除,被称为淋巴结清扫术,以此降低手术治疗后的淋巴结转移风险。对于大多数恶性肿瘤而言,淋巴转移模式也许是最为常见和广泛的。

种植转移

肿瘤细胞的种植转移,就如同播散种子,肿瘤细胞播散到哪里,癌细胞就会在哪里种植、生根、发芽,从而形成新的肿瘤转移病灶。恶性肿瘤细胞在生长过程中,肿瘤细胞从原发肿瘤病灶部位发生脱落,或者是穿透肿瘤组织的基底部,当这些肿瘤细胞脱落掉入胸腔、腹腔、盆腔的时候,就会在腹膜、胸膜上形成新的肿瘤病灶。如胃癌穿透胃壁,肿瘤细胞直接种植在腹腔内,尤其是肿瘤细胞在卵巢表面形成的转移灶则被称为库肯勃瘤。而肿瘤疾病到了晚期,转移的肿瘤细胞更是会像撒种子一样转移到胸腔、腹腔的脏器表面,也会引起各种积液的发生。

甲状腺癌是虚惊一场吗?

近几年,体检的时候发现甲状腺结节已经是较为常见的事情了。对于甲状腺中发现的结节,大家的态度也有明显的不同。有的人每天忧心忡忡,紧张到了极限,恨不得每天都对结节进行一次超声检查,结节有 1mm 的变化就如同天要塌下来了一样。也有的人会觉得甲状腺结节就是一种常见病,没有什么大不了的,即便是发展到了甲状腺癌阶段,也因为它属于一种“惰性癌”“懒癌”而不会过于恐惧,只要实施了手术切除就万事大吉了。

如此说来,罹患甲状腺癌难道真的只是虚惊一场吗?

说到甲状腺癌,我们首先需要聊一下甲状腺结节。对于甲状腺中发生的结节,可以没有任何的临床症状,甚至只能依赖颈部超声检查才能被发现。在实施超声检查的时候,医生们会结合甲状腺结节的大小、边缘情况、钙化情况进行综合判定，必要的时候需要实施结节穿刺病理学检查来明确诊断。甲状腺癌最常见的初期症状就是甲状腺肿大或者小肿块，也就是我们常说的甲状腺结节。甲状腺结节中，约有85%～95%均是良性结节，只有5%～15%的结节才是恶性的，即甲状腺癌。

甲状腺癌是我国人群中最容易罹患的恶性肿瘤之一，尤其是近些年来，其发生率出现了明显的提高。据世界卫生组织国际癌症研究机构（IARC）统计，2020年我国约有22.1万人罹患甲状腺癌，占所有肿瘤新患病例的4.8%，位列肿瘤新发病例的第七位。按照国家癌症中心的预测，2022年中国将有22.4万人会罹患甲状腺癌。在部分地区，甲状腺癌甚至成为新发人数列于首位的恶性肿瘤，也就是发病率最高的恶性肿瘤。如深圳市2021年度新发甲状腺癌病例统计显示，其占所有新发恶性肿瘤病例的19.81%，居于第一位。也就是说，在深圳平均每5个患癌的人中，就有一位是甲状腺癌。

甲状腺癌的发生如此迅猛，我们不禁要询问，是什么原因导致了甲状腺癌的发生率如此之高？临床研究显示，甲状腺癌发生率的迅猛提高真的是"不赖你"。

其主要源自高分辨率B超检查，它可以发现小到1～2mm的小肿块，这对于在以往的超声检查中只能查出约10mm的结节来说，那就是一个天上，一个地下。此外，我国逐渐完善的肿瘤登记体系，也使得包括甲状腺癌在内的多种肿瘤被及时记录在册。除此之外，人们健康意识的提高，肿瘤筛查、诊断方面的规范也是较早发现甲状腺癌的主要原因。所以，甲状腺癌发病率的升高主要还是与发现问题的能力越来越强有关。对于经济社会发展水平较高的国家来说，其发病率会显著升高，数值也是发展指数相对较低国家的5倍左右，因此，甲状腺癌的发现也代表了国家的经济发展水平。

其实，甲状腺癌的具体病因目前尚未完全明确，和其他肿瘤一样，其发生也是一个多因素相互作用、相互影响的结果，主要包括电离辐射、碘摄入量、雌激素水平、遗传因素等。

与此同时，我们也需要很好地分析甲状腺结节发病率升高的主要原因，其实，很多原因都是我们自己"作"出来的。除了甲状腺癌家族史或者疾病史，超重、吸烟、暴饮暴食、情绪抑郁等不良生活和工作习惯，都会影响甲状腺结节的发病情况。

2005－2016年，我国甲状腺癌的发病率已经从3.21/10万人上升至9.7/10万人，整整翻了两倍有余。其实，发病率升高的情况也是全世界范围内的普遍现象。

除此以外，在甲状腺癌的发生过程中，还有两个比较特殊的临床特点：

甲状腺癌表现出以青壮年群体为主的疾病特点。在我国青壮年人群中，其发病年增长率超过了10%。在30～34岁的人群中，年均增长率达到了15.98%。按照这样的年龄趋势，未来的几年里，“00后”也将成为甲状腺癌的易患人群。年轻人群中发病率的上升，显然是定期筛查和不良生活习惯的共同结果。一方面，年轻人越来越重视自己的健康，实施定期体检；另一方面，年轻人的心情低落、压力、不良作息都可能提高甲状腺癌的发病率。

此外，甲状腺癌还会表现出明显的“重女轻男”的现象。甲状腺癌发病人群的男女比例为1∶3左右。很显然，女性成了甲状腺癌的主要攻击对象。究其原因，可能与甲状腺、乳腺均为内分泌器官，雌激素水平升高具有明显的相关性。甲状腺癌、乳腺癌的发生风险明显增高，也会导致它们之间相互影响疾病发生风险。对于女性人群而言，她们对于各种压力的感知和受影响的程度，也是引发甲状腺最明显感知变化的主要因素。

甲状腺癌虽然具有较高的发病率，但是，在甲状腺癌中最为常见的病理组织学类型却是乳头状癌、滤泡癌，对于这些疾病类型，只要及时发现并实施规范的手术切除治疗，通常可以获得临床治愈的疗效。在我国，甲状腺癌的5年生存率约为84.3%，是所有肿瘤中生存率最高的，与那些发达国家98%的生存率相比，还有很大的上升空间。

如此说来，发现了甲状腺结节，甚至是甲状腺癌，其实也不是什么大问题，毕竟它属于一种相对温和的癌症，本身的危险性相对不高。但是，从另一个角度来说，甲状腺癌毕竟是恶性肿瘤，其中也有相对较为危险的肿瘤类型，如未分化癌，其恶性程度很高，5年生存率不到10%，而且多发于老年群体。这样说来，发现了甲状腺癌还真不是虚惊一场，至少需要科学、规范地实施筛查、诊断、治疗、随诊。

把缺失的微量元素吃回来

肿瘤患者由于其疾病的特殊性，以及长时间的抗肿瘤治疗，部分患者的体内容易产生某些微量元素、营养元素的缺乏。由于微量元素和营养元素在机体正常的生理活动中担负着重要的作用，这样就直接影响了患者的身体机能和生活质量。所以人们都在想，是否可以把缺失的微量元素吃回来?

缺钙

钙是人体生长、生理活动所必需的矿物质，也具有调节肌肉活动、神经脉冲传导和协助血液凝固等作用。临床上缺钙与否主要依赖空腹静脉化验血钙的具体数值，同时也要结合临床相关资料，如年龄、症状、骨骼X线、血清25－(OH)－D_3等指标来进行诊断。临床上，伴有肌 肉乏力、佝偻病、软骨病、骨质增生等疾病者均会引发缺钙。

对于钙剂的补充，目前多数指南建议每天摄取700～1200mg的钙质，适当地晒太阳，并尽可能地通过饮食来达到建议的摄入量。钙剂的补充可不是越多越好，需要避免出现高钙血症、恶心、呕吐、厌食、腹痛、便秘、肠梗阻、疲乏、嗜睡等症状。

钙含量较高的补钙食品主要有黑芝麻、奶酪、奶皮子、炒榛子、发菜、虾皮、豆腐干、芝麻酱、牛乳粉和螺蛳。

缺铁

铁对机体的生长发育、运动和免疫功能都有显著的促进作用。临床上血清铁(SI)、血清铁蛋白(SF)和血红蛋白(Hb)是判断机体是否缺铁的化验指标。相关的典型症状包括面色枯黄，手足冰冷，饮食不化，头昏困倦，心悸气短。部分心理症状包括暴躁、注意力不集中、对外界的反应很慢等。当临床上出现口腔炎，舌炎，口角干裂，皮肤干燥，指甲失去光泽、易开裂，甚至是扁平时，需要注意缺铁的临床诊断。

对铁的补充，推荐标准为每天铁摄入量在9～20mg之间，最好不要超过45mg。过量的补铁反而会导致肠道菌群紊乱、胰岛素分泌、代谢综合征等。因此，补铁还是得悠着点，不要盲目地进行药物铁剂补充。食物补铁的主要食材包括豆腐丝、腐竹、牛肺、鸡肝、猪肝、黑芝麻、鸭肝、墨鱼干、鸭血和藕粉。

缺镁

镁能够影响生命活动中的多个方面，包括神经系统兴奋、肌肉运动等。血液化验检查中血清镁低于1.0mg%时，则提示有低镁血症的可能。缺镁的主要表现多样，临床上容易被忽视，如厌食、恶心、咽下困难等消化系统症状；不规则震颤、肌肉抽搐、共济失调、惊厥等较少被联系到缺镁；也有发生紧张、焦虑、定向力障碍、精神错乱、视听幻觉、癫痫等中枢神经系统症状。

一般生活中较少出现缺镁，但是，当你存在喜欢喝酒、咖啡、茶、碳酸饮料及吃高盐、高糖等食物，或者是长期使用噻嗪类、甘露醇、尿素、硫唑嘌呤、肾病等情况时，机体就可能出现低镁症。

食物中镁含量较高，食补每天摄入300mg足够使用。补镁食物主要有炒松子、干莲子、葵花籽、黑芝麻、山核桃、桑葚干、炒榛子、松子、腰果和裙带菜干等。

缺锌

人体缺锌较为常见，锌具有调节免疫力、促进伤口愈合等重要功能。缺锌多见于儿童及青少年，其症状包括食欲减退、味觉异常、异嗜癖、皮炎、脱发、生长迟缓或停滞、精神抑郁等。

成年人锌的摄入可以通过膳食补充，其中动物及口服药物来源的锌更易于被身体吸收。过量补锌反而会导致锌中毒，引起胃肠反应。补锌食物主要有鸡蛋、瘦猪肉、猪肝、松子、墨鱼干、鱿鱼干、山核桃、蛏干、小麦胚粉和生蚝等。

缺硒

硒是这几年逐渐被重视起来的一种具有增强免疫力、抗氧化和抗癌作用的重要微量元素。缺硒不仅会引起身体的生理机能失调，还会引发各种骨科疾病。临床症状则表现为心律失常、心动过速、肌肉酸痛和神经系统病变等。

健康成年人的硒摄入量为50～250μg/d，膳食中硒的最高安全摄入量为400μg/d，极限中毒量为800μg/d。硒的摄取过多可引起硒中毒，其主要表现为脱发、脱甲、断甲、断眉等。补硒食物有紫皮大蒜、黑豆、瘦牛肉、瘦猪肉、干桂圆、杏仁、猪肝、鸡蛋黄、鸭肝和红薯等。

各种营养元素的补充途径，最佳的建议都是通过饮食来获得，对于食物补充有困难的患者，则需要实施营养干预。

肿瘤防治的那些事

目前，恶性肿瘤已经成为严重威胁我国人民生命健康的主要疾病之一。最新的肿瘤流行病学统计数据表明，我国目前肿瘤每年新发病例数量为 406.4 万，死亡总人数为 241.4 万。当我们面对这些冰冷的数字时，也获得了另外一组数据，在过去的 30 年时间里，美国肿瘤患者死亡率下降了 33%。在实施肿瘤防治的过程中，他们都做了些什么？这样的结果源自什么？会给予我们什么样的启示？

自 1991 年以来，美国总体癌症死亡率下降了 33%，这就相当于减少了 380 万癌症患者的死亡。最近一年的数据显示，2019—2020 年，癌症死亡人数下降了 1.5%。对于男性肿瘤疾病而言，前列腺癌、肺癌和结肠癌依旧是高发性肿瘤。女性的乳腺癌患病率也一直在增长，宫颈癌则因早筛和 HPV 疫苗的推广而出现了稳步下降。

在过去 30 多年的时间里，美国癌症死亡率出现稳步下降，主要获益于对肿瘤防治措施的调整和坚持，从“三早”，即“早发现”“早诊断”“早治疗”向“四早”，即增加了“早预防”的转变。从而使得近 200 种肿瘤在诊疗中产生了真正的、有意义的收益。

“他山之石，可以攻玉”，看着这些肿瘤防治数据、措施，我们可以发现，自 1975 年以来，美国癌症总体发病率在性别上的差异正在逐渐缩小。前列腺癌、肺癌和结肠癌依旧位于男性新发肿瘤的前 3 位，约占全部男性肿瘤的 48%。而女性肿瘤则为乳腺癌、肺癌和结肠癌，约占 52%。但是，自 1990 年后肿瘤总体发病率和死亡率均在持续降低。

对于男性而言，自1990年开始普遍接受前列腺特异性抗原（PSA）检测后，无症状前列腺癌患病率激增。这个情况在我国也同样存在，如甲状腺癌的发生率明显升高。这充分说明了肿瘤筛查的作用和意义。在女性癌症中，包括乳腺癌、子宫内膜癌等的发病率增加缓慢，乳腺癌是所有癌症中患病率提高最为明显的，每年增加约0.5%。

对于前列腺癌这样的男性第一肿瘤，其发病率在2007—2014年下降了约40%。这样的结果显然源自对75岁及以上男性进行的前列腺癌筛查，早筛让患病率有效地降低，也成为此项技术被广泛推广的主要依据。

对于女性而言，宫颈癌发病率的大幅下降，得益于广泛的筛查和HPV疫苗的推行。宫颈癌发病率的大幅下降也预示了抗肿瘤病因预防、肿瘤筛查可能成为肿瘤消除的主要手段和途径。

说到肺癌，这可是目前肿瘤临床诊疗上最为棘手的疾病。在20世纪，肺癌的发病率、死亡率在全球范围内呈现上升趋势，烟草、吸烟则是其主要的原因。正是基于此点，自20世纪70年代开始，美国实施了全民烟草控制，禁烟运动的成果主要体现在，1990年之后，其肿瘤死亡率开始呈现较为明显的下降趋势，而且下降的速度越来越快。每隔10年左右的每年下降速度分别为1%、1.5%和最近的2%。这也使得男性肺癌死亡率下降了58%，女性则下降了36%。

肿瘤患者的5年生存率指标，是比较、评价、衡量肿瘤诊疗水平，提示肿瘤预后的重要指标。5年生存率水平的提高，也代表了肿瘤综合诊疗水平的提高，在美国，这样的数值自20世纪70年代中期的49%，提高到了2012—2018年的68%也是极其惊人的。应该说，生存率的提升得益于综合因素的控制，包括吸烟率的下降、肿瘤早筛技术的应用以及抗肿瘤治疗方法的优化、改进。

对于不同类型的肿瘤来说，生存率也有着差异，如甲状腺癌的生存率可以达到98%，前列腺癌为97%，睾丸癌为95%，黑色素瘤为94%。而胰腺癌的生存率则最低，仅为12%，肝癌、食管癌的生存率也仅为21%，这样的结果也与美国肿瘤疾病类型有关。

反观我国，也是恶性肿瘤在全球负担最重的国家之一，患病人数和死亡人数均居首位。与此同时，不同肿瘤的发生率、死亡率仍在不断上升。这些均与我国同时是一个烟草生产大国密不可分，也与我们的防癌意识、经济水平、疾病诊疗水平直接相关。

杯中减量,健康加分

世界卫生组织(WHO)对于健康饮酒剂量的推荐确定为“0”的标准早已经深入人心了。对于这个结果,作为肿瘤科医生我们也深入宣传了很多年。然而,一项针对超过393万人的全国性研究表明:常喝酒,不仅可以预防痴呆,还能提高生活质量,只是饮酒需要控制在一个特定的剂量范围内。

看了这个结果,我有些蒙圈,甚至已经在同情那些刚刚看完我的劝诫而计划戒酒的朋友们了,他们会不会直接来“挠”我呢?

我国很早就有“小酌怡情,大酌伤身”的说法。但是,对于“小酌”的具体定义到底是多少却没有确切的介绍。“小酌”虽说有怡情之作用,但是否就完全不伤身呢?我们不是很清楚。我们也不得不佩服老祖宗在说话时的讳莫如深。看来,饮酒这个事还真的不能“一棒子打死”。

其实,在最近的几年里,人们对饮酒问题也产生了很多不同的声音。

一项来自德国的研究表明:与戒酒或饮酒量极低的同龄人相比,常喝酒的60岁及以上老年人的整体健康状况反而更好,生活自理能力更强,且有着更好的日常活动能力。原因可能与饮酒减轻了压力,带来了积极的情绪,也增强了老年人的社交能力有关。

对于适度饮酒可能会带来部分健康益处也提示,每周摄入的酒精量不超过105g,即每天<15g,可以降低中风或心血管疾病等相关的死亡风险。适量饮酒能够降低全因及心血管疾病的患病风险。轻度至中度的饮酒与罹患全因痴呆风险降低21%和17%有关,但重度饮酒则会增加痴呆症的发病率。

问题来了,这里所说的剂量是如何控制的呢?其实,其中的标准还真的是各说各的,缺乏统一的定论。

重度饮酒和酒精障碍是导致痴呆症最重要的危险因素。而日本的研究却表明,在老年人口中,偶尔或每天的饮酒量≤2个单位,反而会使得罹患痴呆症的风险降低12%~21%。

在相关的研究中，研究者将393万人的饮酒量按照饮酒频率、每日酒精摄入量分组，即无酒精（每天0g）、轻度（每天<15g）、中度（每天15～29.9g）、重度（每天≥30g）。

那么，对于15g纯酒精量的确定，我们采用以下的换算模式：

15g纯酒精=1.5个标准杯的酒（1个标准杯的酒，确定为10g纯酒精）

一瓶啤酒，酒精度数为3.5%，约450mL；

一杯红酒，酒精度数为13%，约150mL；

一小盅白酒或者威士忌，酒精度数为40%，约50mL。

结果表明，参与研究的人员2年间的饮酒变化情况，也会对痴呆症发病率产生影响。其变化包括：持续不饮酒，停止饮酒，饮酒水平减少但未戒酒，保持相同的饮用水平，饮酒量增加者。

在全部研究人群中，与不饮酒的相比，轻度饮酒者罹患全因痴呆症的风险显著降低21%，中度饮酒的风险降低17%，而持续酗酒则会使得全因痴呆症的患病风险升高8%。如此说来，还真是不能"喝大"了，最好是保持着刚刚好的节奏。

有关戒酒的研究显示，从重度饮酒降至中度饮酒，参与者罹患全因痴呆症和阿尔茨海默病的风险分别降低了8%和12%。与之相对，从轻度饮酒升级至中度或重度饮酒，则会增加罹患痴呆症的风险。如轻度饮酒变成中度的时候，痴呆症的患病风险会增加9%，中度变成重度则风险升高16%。如果直接从轻度升级至重度，其风险则升高37%，那可真的是一步就达到"呆"的状态了。这是不是也解释了"小酌怡情，大酌伤身"呢？

其实，更加让我们出乎意料的是，如果以前滴酒不沾，如今却逐步培养起了小酌一杯的习惯，反而能降低罹患痴呆症的风险，这样的人群与持续不饮酒的相比，从不饮酒发展为轻度饮酒，罹患全因痴呆症和阿尔茨海默病的风险分别显著降低7%和8%。

与不饮酒的人相比，持续轻度和中度饮酒的参与者罹患全因痴呆症的风险分别降低了21%和17%。不饮酒的人逐渐培养起轻至中度饮酒的习惯，也会有降低发病风险的作用。

对于轻度至中度饮酒者而言，其具有的保护作用可能与诸多因素有关。如减少神经炎症的发生，改善血小板功能，增加血清中高密度脂蛋白的浓度。

话说到这里，虽说有获益的一面，但是饮酒的量还真的难以控制。除了这种适量非常难以控制以外，也因人而异，真正意义上的"最适宜"可能只有你自己知道。此外，饮酒的同时，还要兼顾自己的其他基础性疾病，切莫顾此失彼。

为前列腺健康"鼓掌"

"鼓掌?"

嗯,是"鼓掌",一点也没错,"鼓掌"可以降低前列腺癌的发生风险,只是要把握好"鼓掌"的频率。

说到这个话题,可能大家都希望知道和了解,但是,这又分明是感觉有点"那个"的问题。然而,如果我告诉你,有研究显示,年轻的时候每月"鼓掌"21次,即可以显著降低老年以后罹患前列腺癌的发生风险及发病率。看着这个数据,你是不是有些怀疑人生呢?

前列腺癌是欧美国家男性人群中发生率最高的恶性肿瘤之一,约占全球男性肿瘤发生人数的15%,并且,近年来前列腺癌的发生率呈现出增长速度加快的趋势。

大量的基础与临床研究表明,年龄、种族、家族史和种系多态性等因素是引发前列腺癌的主要因素。但是,这些因素对于我们来说却是无法改变的。改善饮食、增加运动和体育锻炼是预防和改善前列腺癌发生的主要手段,也具有了一些初步改善的研究结果。但是,目前没有任何一个循证医学资料可以证实,这些具有降低前列腺癌发生风险的作用。

正是在这样的情况下,哈佛医学院的研究者们,对总数为480831人的同一人群,在20~29岁、40~49岁和再调查的前一年时间里分别实施了问卷调查。在调查的人中,最终有3839名男性被诊断出患有前列腺癌。在对这些人群进行进一步的细致分析中发现,男性的性行为具有潜在的,可能改变前列腺癌发生风险的作用,并可能通过各种特定机制影响着前列腺癌的发展。

诸多的数据显示,射精的频率可能与前列腺癌的发生风险呈负相关。报告显示,与每月平均射精4~7次的男性相比,当射精的次数大于21次的时候,中年以后男性患前列腺癌的风险会降低50%。

这个研究也是从不同年龄段的统计分析中被验证的,即在20~29岁年龄段的前列腺癌发生率风险比为0.81,而40～49岁则为0.78。如此说来,成年男性较高的射精频率与较低的射精频率相比,随后被诊断为前列腺癌的可能性减少了很多。

这样的研究也许是有趣的,但是研究结果却在调查问卷的不同阶段,对于射精频率与前列腺癌的发生风险进行了确定的数据分析,未确诊前列腺癌人员对这样的结果的潜在影响也是有担忧的。在这样的研究中,对于那些反向因果关系,如调查PSA筛查的潜在影响,并确定射精频率和前列腺癌之间的关联性,也同样可以获得相似的结果。

对于男性而言,射精频率是一个健康状况的指标,并且可能与多种原因直接相关,因此,在本研究中,这种竞争性死因对于研究结果的影响也显示了在大型前瞻性队列研究中射精频率与前列腺癌之间关联的综合评估。这个研究结果也是确切、可信的。

吃肉有风险,科学很重要

记得还是在物资不是很丰富的年代,“谁不吃点肉,喝点酒”的说法成为很多人渴望改善生活的标准理由。

时过境迁,如今的生活中吃肉已经不再是什么困难的事情了,与之相对应的是,我们的问题是肉吃得过多,吃肉也有些不讲究,这样就会导致因为不科学吃肉而增加了肿瘤和其他疾病的发生风险。

临床流行病学统计表明,我国年人均肉类食品消耗量已经接近70kg,这样的数值也远远超过了“膳食营养指南”推荐的18kg的标准。而且在肉类消费量里,猪肉消耗占据了50%左右。

说起吃肉多了会有哪些危害,相关的一项临床流行病学研究结果也是在*BMC Medicine*杂志上刊载。研究提示,红肉和加工肉类摄入总量增多会导致高达25种疾病发生风险的升高。

膳食中脂肪类成分超过40%是形成大肠息肉的重要因素，脂肪摄入低于15%，其发病率就会显著降低。长期吃高脂肪、高蛋白、低纤维素者的肠息肉发生率较高。饮食中的高脂肪、高蛋白，特别是富含丝氨酸和蛋氨酸的食物，则具有诱发癌变，促进肿瘤发生、发展的作用。而多吃蔬菜水果则具有预防的作用。在肉食中，尤其是红肉会提高男性体内的性激素水平，这也是增加罹患前列腺癌的危险因素，而麦片、果仁及鱼类等食品则会降低前列腺癌的发生风险。

除此之外，大量进食肉类，还是导致尿酸升高、引发痛风的主要因素。畜肉中的饱和脂肪酸较多，是导致心脑血管疾病的主要因素，相对而言，禽肉的脂肪含量较低，成为推荐的肉类饮食。同时，随着食用红肉的增加，也会增加2型糖尿病的发生风险，提高男性全死因死亡风险。尤其是加工类红肉，如培根、香肠、腌肉等的危害性更大。

根据这些研究结果，在肉类食品中，加工肉类、高温烤肉、咸鱼、腊肉等则需要少吃或者是严格限制。在香肠、腊肉、火腿、咸肉、肉类罐头等加工肉制品中，亚硝酸盐、硝酸盐及其酰胺都是致癌前体物，这些均是胃肠道肿瘤的高发因素。而在烧烤过程中产生的致癌物则更加明显。被很多人喜欢的“咸鱼”更是公认的一类致癌物，也具有致癌的最高风险级别。

如此说来，吃肉也要有讲究。如采用白肉代替部分红肉，多吃鱼类及鸡鸭等禽类，少吃猪牛羊等红肉。实在不行，也可以用“素肉”，即由大豆蛋白、小麦蛋白等做成的“肉”来感受一下口感。在饮食的烹调过程中，增加炖煮等方式来代替油炸，减少油脂的摄入。与此同时，建议在饮食中增加蔬菜、水果、奶制品、豆制品、菌类的食用，改善饮食结构，增加维生素和各种营养素。

肿瘤科的“水果店”

癌症患者的饮食，总是有很多“讲究”，注意事项也很繁琐。经常有患者、患者家属询问医生：

“癌症患者能吃鱼吗?”

“术后饮食应该注意什么呢?”

“什么样的食物适合癌症患者呢?”

其实,在有关肿瘤患者的饮食中,有很多“坑”都是以讹传讹的,你甚至都不知道有些谣言来自哪里。

蔬菜、水果是肿瘤患者日常推荐的常规食物,也是鼓励患者多吃的。水果能够补充人体所需的多种营养物质,如维生素、胡萝卜素、纤维素、矿物质等。在众多水果中有适合肿瘤患者食用的水果品种,这些常见的品种既营养丰富,又价格实惠,甚至可以说具有良好的防癌作用。

苹果

苹果是人们最熟悉的水果之一,它富含维生素、纤维素、有机酸、多酚及黄酮类植物化合物,有促进消化、润肠通便、降血脂、降血压、减肥等作用,且具有高效的抗癌和抗氧化功效。苹果中的多酚能够抑制癌细胞的增殖,苹果中的原花青素能预防结肠癌,多吃苹果能使肺癌的患病率减少 46%,其他癌症的患病率减少 20%。且苹果对乳腺癌细胞、肝癌细胞和结肠癌细胞的生长具有显著的抑制作用。

山楂

山楂具有很高的药食同补的营养、药用价值。山楂中含有大量的维生素 C 和胡萝卜素,并富含三萜类、牡荆素等化合物,具有降血脂、防癌、抗癌的作用。其所含有的有机酸、膳食纤维能起到促进胃液分泌和胃肠蠕动的作用,可助消化、增食欲、消积食,所含有的解脂酶则能促进脂肪类食物的消化,所含有的类黄酮物质是著名的抗氧化物质,可预防心血管疾病。

猕猴桃

猕猴桃含有大量的维生素 C,被誉为“维 C 之王”。猕猴桃中含有较多的维生素 D、维生素 E、胡萝卜素和多种氨基酸,且含有丰富的矿物质,具有抗衰老、抗癌、防止基因突变等效果,因而在世界上猕猴桃又被誉为“水果之王”。猕猴桃汁可抑制黑色素瘤和皮肤癌的发生;果实中所含有的精氨酸,可改善血液流动并阻止动脉血中血栓的形成;所含有的叶黄素,与防治前列腺癌和肺癌有关。

大枣

大枣是一种物美价廉的补品，营养价值很高，含有多种维生素、烟酸、胡萝卜素及有益于人体健康的矿物质，被誉为“天然维生素丸”。大枣中还含有蛋白质、氨基酸、脂肪、糖、淀粉、有机酸、钙、磷、镁、钾、铁等人体所必需的营养物质。大枣能提高人体免疫力，促进白细胞的生成，降低血清胆固醇，升高血清白蛋白，保护肝脏，降低血清谷丙转氨酶。常食红枣，可增加肌力，使气血调和，养胃健脾，益血壮神。

香蕉

香蕉中蛋白质、碳水化合物、粗纤维、矿物质含量非常丰富，还含有胡萝卜素、硫胺素、烟酸、维生素 C、维生素 E 等。香蕉性寒能清肠热，润肠通便；能缓和胃酸的刺激，保护胃黏膜；所含的大量碳水化合物、膳食纤维等可以防癌、抗癌。有研究显示，香蕉中存在具有抗癌作用的肿瘤坏死因子等成分，随着香蕉成熟度的提高，这些成分的含量越高，其抗癌效能也越高。

如何应对紫杉类药物所致的周围神经病变？

一说到紫杉醇类药物，大家就会如数家珍地说出紫杉醇、多西他赛、紫杉醇脂质体和白蛋白结合型紫杉醇等药物。应该说，紫杉类药物在抗肿瘤治疗中起到了积极、重要的作用。与此同时，紫杉类药物所引起的周围神经病变也是真实存在的，有的时候甚至直接影响患者的使用意愿和治疗的依从性。

紫杉类药物导致的周围神经病变的具体机制目前尚未完全明确，临床上考虑可能与药物的微观结构紊乱、神经元和非神经元的线粒体受损等因素有关。

临床上常见的周围神经病变的主要表现也是多种多样，主要包括感觉、运动和自主神经功能缺陷。

感觉症状是最为常见的周围神经病变。主要表现在足部和手部，表现为部分感觉异常，如麻木、刺痛、振动觉受损和触觉改变等。此外，自发性的烧灼样、放射性、电击样疼痛，以及机械性、热性痛觉异常或痛觉过度敏感也经常发生。

运动症状包括肢体远端无力、精细运动受损和行走不稳。这样的无力通常会影响四肢，运动障碍可进展为瘫痪并导致显著的生活能力下降。

自主神经症状异常的发生率较低，通常表现为直立性低血压、便秘、性功能障碍和排尿困难。

紫杉类药物所引发的周围神经病变的发生率数据差异较大，多数情况下与药物具有直接的关系，统计表明重度，即 3 级和 4 级周围神经病变的发生率约为 2% ~33% 。

周围神经病变的发生、发展和缓解是影响治疗的主要因素。严重的周围神经病变症状的快速改善是保证临床诊疗的基础，各种药物由 3 级不良反应改善至 2 级所需要的时间也会有所差异。白蛋白紫杉醇为 20 ~ 22 天，多西他赛为 41 天，紫杉醇为 15 ~ 57 天。实际情况貌似会比这样的统计时间更长，持续的程度也会较为严重，这样的情况与临床诊疗中的连续治疗用药直接相关。

导致紫杉类药物引起的周围神经病变的严重程度和风险因素很多，主要包括药物的溶剂、剂量和用法等。由于生产工艺限制所导致的溶剂问题目前尚无很好的改善办法。

白蛋白紫杉醇由于生产工艺的改善，克服了助溶剂的毒性，使其神经毒性不良反应获得了明显的降低，但是，药物使用剂量的增大，加之给药时间缩短至 30 分钟，也使得周围神经病变的发生风险在另外一个角度上升高了。

此外，周围神经毒性的发生还与年龄、合并症(如糖尿病、甲状腺功能亢进等)、肥胖、吸烟史、饮酒史和神经系统疾病病史等因素相关。

诊断和评估紫杉类药物所致的周围神经病变，需要明确其主要的临床特征，包括:肢体远端感觉受累为主，符合长度依赖性特点(例如手套和长袜分布)，病变出现与紫杉类药物使用有时相关系，包括用药后发病、停药减轻、再用加重。紫杉类药物相关周围神经病变需与多种其他原因导致的周围神经病相鉴别。如副肿瘤综合征相关的感觉神经病变、营养缺乏相关神经病变、糖尿病性周围神经病变等。

紫杉类药物相关周围神经病变的严重程度评估包括基于医生的评估和基于患者的评估两方面。目前的评估、评价标准以美国国家癌症研究所常见不良反应评定标准为主，包括感觉性神经病变和运动性神经病变的不良反应分级，分为 1 级到 5 级。其中 3 级以上为严重的不良反应。

预防紫杉类药物所致的周围神经病变一直是目前临床研究的热点，相关的措施却不甚明显。有研究证实，加压手套、冰手套可显著减少周围神经病变的发生，且患者耐受性良好，所谓的加压手套，就是在临床使用两层比自己的手小一码的外科手套。而对于药物性预防措施而言，目前尚缺乏随机对照试验的证据。

对于治疗药物的剂量调整既是一种无奈的选择，也是一种行之有效的措施，只是这样的调整、降低治疗药物也会直接使得药物抗肿瘤治疗的疗效受到影响。在临床上，一般来说，1 级、2 级周围神经病变不需要实施剂量调整，3 级以上的反应则需要降低化疗药物剂量和（或）延长用药间隔周期。剂量的降低则以降低 20% 为标准，连续性下调 2 次，则会严重影响紫杉类药物的治疗疗效。

感觉异常周围神经病可使用的药物包括 B 族维生素（维生素 B_1、B_6、B_{12}和复合维生素 B）、叶酸和烟酰胺。

神经病理性疼痛可使用的药物则包括三环类抗抑郁药（阿米替林）、5－羟色胺、去甲肾上腺素再摄取抑制剂（度洛西汀和文拉法辛）和钙通道阻滞剂（加巴喷丁和普瑞巴林）。

肿瘤患者饮食治疗的“雷区”

肿瘤患者在实施一系列抗肿瘤治疗过程中，除了需要开展积极、有效，具有针对性的抗肿瘤治疗以外，实施必要的营养支持治疗也是必需的。其中除了需要满足患者的营养需要，改善其营养状态，也是增强患者免疫力，提高患者对抗肿瘤治疗的耐受性，降低肿瘤复发转移风险，改善患者临床结局，提高生活质量的主要手段。

蛋白质是生命的物质基础，也是维护机体免疫力的物质基础。蛋白质是机体的重要组成成分，也维持了机体的生命活动、生理功能，尤其是维护了机体的免疫力。在抗肿瘤治疗过程中，蛋白质的补充是必需的，增加蛋白质的摄入，可以增强患者肌肉蛋白质的合成代谢，提高治疗耐受，促进机体损伤修复，改善机体的免疫状况，降低感染风险，提高生活质量。

肿瘤患者的膳食摄入中蛋白质所提供的能量占全日摄入能量的10%～35%，其总量不应低于1.0g/(kg·d)。实践中推荐的蛋白质摄入甚至可以高于1.0～1.2g/(kg·d)。对于那些因为肿瘤本身或治疗而导致的厌食、纳差等消化系统症状，蛋白质的摄入量显然是不足的，此时应该借助肠内营养(EN)或者特殊的医学用途配方食品(FSMP)来提供包括蛋白质在内的各类营养素和能量，同时，还应注意补充乳清蛋白粉，一般每日20～30g为宜。

在满足蛋白质摄入数量的同时，还应兼顾蛋白质的质量。对肿瘤患者而言，动物类蛋白，包括源自蛋类、奶类、禽畜类、鱼类和海产品等的蛋白质，以及大豆类蛋白应占每日蛋白质总摄入量的75%以上。

然而，在临床上我们常可以见到很多临床营养误区，这些误区往往都是患者之间的误传，或者不正确的传统经验所得。这些误区会给肿瘤患者的诊疗造成巨大的影响和障碍，严重影响肿瘤患者对优质蛋白质的摄取和总的膳食平衡。

在诸多误传中，“发物”之说可谓是根深蒂固了，肿瘤患者不能吃发物也成了饮食定律。所谓的“发物”多数是民间的传统说法，主要指的是海产品、鸡鸭鹅肉、牛羊肉等优质蛋白质。这些食物恰恰是优质蛋白质的重要来源，盲目限制的结果势必导致蛋白质摄入的严重不足。

近年来还有“喝牛奶致癌”的传言。所谓的“牛奶致癌”，源于国外的一些动物试验报告结果，即采用含大量酪蛋白的饲料喂养老鼠，如此可以增强黄曲霉毒素对大鼠的致癌作用。牛奶中所含的蛋白质以酪蛋白为主，因此就推导出“牛奶致癌”的谬论。在该研究中，以酪蛋白为唯一蛋白质来源，这在人体膳食中几乎是不可能实现的。虽然牛奶是优质的蛋白质来源，但是，人体不可能依赖以酪蛋白为主的牛奶提供每日所必需的蛋白质，这也是不可靠的。

然而，也有人提出“不吃饭或少吃饭，将会直接将肿瘤细胞饿死”，甚至有人认为给予肿瘤患者过多的营养，会促进肿瘤细胞的生长，因此，建议肿瘤患者少吃或不吃。真实的情况是，目前的各种研究均没有证实充足的营养支持会促进肿瘤细胞的生长。相反，营养补充不足，肿瘤细胞会掠夺正常细胞的营养，分解人体肌肉组织，如此说来，最后被饿死的却刚好是肿瘤患者而非肿瘤。

生活习惯与防癌要点

世界卫生组织国际癌症研究机构(IARC)发布的研究统计显示,除去客观因素,国人75岁之前患肿瘤的平均概率约为20.6%。也就是说,约每5个国人中就有1人会在75岁前被诊断为肿瘤,而且随着年龄的增长,患肿瘤的概率也会更高。

肿瘤是一个可以发生在人体多种部位的疾病,肿瘤疾病的发生也是一个受到多种因素影响和综合作用的结果。其中,很多肿瘤的发生都与我们的日常生活习惯息息相关,因此,防治肿瘤的一般性措施其实就在我们的生活之中。

口腔癌:远离槟榔

在我国的局部区域,如湖南、海南,有咀嚼槟榔的习惯,槟榔中的槟榔碱则是世界卫生组织所认定的一级致癌物,它可以使口腔黏膜下的纤维变性,部分患者就会发生口腔癌变,最后导致口腔癌的发生。

甲状腺癌:注意甲状腺结节

绝大多数的甲状腺结节都是良性的,恶性结节仅占不足5%。对于结节而言,需要关注是否有家族病史,或者属于结节的高危人群,如此定期实施B超排查,必要时结合甲状腺细针穿刺病理检查就足够了。

食管癌:少食烫食

食管癌的发生与国人偏爱热食、烫食直接相关,研究表明,饮用65℃以上的热饮就会增加罹患食道癌的风险。高于65℃的非常热的饮品,也被列为2A类致癌物。

肺癌:戒烟、远离二手烟

烟草、二手烟与肺癌之间的关系已经是不容置疑的了,全球2/3以上的肺癌死亡均是由烟草所致，肺癌与吸烟数量和持续时间呈正相关。对于非小细胞肺癌来说，有过吸烟史的患者超过85%，小细胞肺癌患者中，占比则高达95%以上。

胃癌：控制幽门螺杆菌

据统计，我国幽门螺杆菌（Hp）的感染率超过50%，Hp也被确定为1类致癌物。Hp感染者中约15%～20%会发生消化性溃疡，5%～10%会引发消化不良，约1%可以发生胃恶性肿瘤。分餐是预防Hp感染的有效手段，及时、有效的治疗也是避免胃部疾病发生的主要措施。

肝癌：防肝炎、不喝酒

酒精伤肝也是众所周知的道理，这主要与乙醇、乙醛的肝脏毒性和致癌性直接相关。酒精也是导致酒精性脂肪肝、酒精性肝炎、酒精性肝硬化等多种慢性肝病的原因，并且能够增强乙肝、丙肝病毒等诱发原发性肝癌的作用。

肠癌：高膳食纤维、低脂饮食

富含膳食纤维的食物，可以降低肠癌的发生风险。改善肠道微生物群中与癌症风险有关的生物标志物，高膳食纤维、低脂饮食对结肠癌预防具有潜在作用。

宫颈癌：接种HPV疫苗

高危型HPV（人乳头瘤病毒）持续感染是引发宫颈癌的主要原因。与之对应，HPV疫苗的接种也是目前预防和消灭宫颈癌发生的最有效手段。

膀胱癌：多喝水、不憋尿

饮水少，经常憋尿都可能是膀胱癌直接发生的原因。尿液中的致癌物在膀胱中的滞留时间与是否侵害膀胱黏膜，都与癌变直接相关。

黑色素瘤：观察黑痣变化

中国人的黑色素瘤好发于四指远端，比如脚趾、脚底、脚踝、手指等。对于身体上的痣需要进行严密的观察，对于那些不对称，边界不规则，凹凸不平，颜色变化多样，尤其是表现为污浊的黑色、褐色、棕色的，直径较大并有持续性增长趋势的，伴有皮损渐进性隆起的则需要实施具有针对性的病理组织活检以确定诊断。

别小看脂肪肝的危害

一次体检下来，大家对于检查出来“脂肪肝”多数都会不以为然，可是，你可知道我们对于脂肪肝的危害都低估了，或者也存在着误区，毕竟脂肪肝也有演变为肝癌的可能，它真的不是小病。

目前临床上脂肪肝的发病率正在逐渐提高，据临床统计，国人成人脂肪肝患病率已达到12.5%～35.4%，脂肪肝已经取代病毒性肝炎，成为我国居民第一大肝脏疾病。也许正是如此，才导致大家对脂肪肝的重视程度严重不足。

说起脂肪肝，它是由各种原因导致的，以肝脏脂肪沉积为主要表现的一大类疾病。原发的病因包括肥胖、糖尿病、糖耐量异常、高脂血症、高血压等，继发的因素包括酒精、药物、营养不良、脂肪代谢障碍及急性妊娠脂肪肝等。在很长的一段时间里，我们都弱化了脂肪肝的危害，毕竟对于脂肪肝不重视、放任病情发展，脂肪肝可能会演变为肝癌。

观察脂肪肝的变化发现，其可以经历单纯性脂肪肝（脂肪肝的最初阶段）、脂肪性肝炎、肝纤维化、肝硬化和肝癌等5个阶段。

对于酒精性脂肪肝来说，其发展和危害也是极其严重的，发展成为肝癌的概率更高，5年生存率不到50%，预后极差。酒精性脂肪性肝炎的预后并不比胃癌等恶性肿瘤好。

以肥胖为主因的非酒精性脂肪肝同样也可以发展成为肝癌。统计表明，15%～20%的脂肪肝可以在5～10年内发展为脂肪性肝炎，30%～40%的脂肪性肝炎会进展为肝硬化，最终导致肝癌的发生。

说到这里，你是不是有些郁闷了？但是，我这里也有好的消息，那就是脂肪肝也是可逆的。通过节制饮食、增加运动、减少饮酒等措施即可以达到减轻，甚至逐渐治愈脂肪肝的目的。其中,戒酒是第一位的,减肥也是最有效的治疗方法,"合理膳食、少饮酒、多运动、合理用药"是远离脂肪肝威胁的有效手段。

在我们的生活中,对于脂肪肝会有很多的认识误区,这也是坑人不浅的问题。

轻度脂肪肝只是代表轻度肝损伤吗?

很多人对"轻度脂肪肝"不以为然,认为这是小事一件,肝脏损害不大。其实,超声检查中的"轻度"只是显示肝脏中的含脂量,并不提示肝脏的损害程度。即便是轻度脂肪肝,肝损也已经很严重了。此时如果再有饮酒、肥胖、乙肝等危害存在,那么肝脏的损害已经远远超出了你的预计。

只有胖子才会得脂肪肝

有这样观念的人属于盲目乐观。对于那些合并有胰岛素抵抗、遗传代谢问题、内脏脂肪沉积过多等因素,瘦人也同样可以出现脂肪肝。此外,那些特别消瘦或者短期内快速减肥的人,肝脏的脂肪代谢受到影响,也容易发生脂肪肝。而素食主义者,往往因为缺少蛋白质和维生素,容易出现营养不良性脂肪肝。

脂肪肝只是肝脏的病变

很多人都认为,脂肪肝只是发生在肝脏的疾病,其实,它却是机体代谢综合征中的一个重要的组成部分,脂肪肝的出现往往已经提示身体中出现了代谢异常。对于多数患者,可以同时出现诸多化验指标的异常,或者合并高脂血症、糖尿病和动脉硬化等疾病,这些都被统称为"代谢综合征"。

如此说来,脂肪肝的发生真的不是一个小问题,随着病毒性肝炎获得有效的控制,脂肪肝真的会成为影响肝脏健康的主要疾病,也是未来发生肝癌的主要原因。科学膳食、合理运动、戒烟、戒酒、加强认识则是脂肪肝预防、治疗的有效手段。

肿瘤患者日常生活注意事项

随着人们对肿瘤认识的提高、肿瘤筛查的普及，以及抗肿瘤诊疗科技的发展，恶性肿瘤的诊疗已经发生了明显的变化，肿瘤疾病的管理已经逐渐转变为慢性病。因此，在疾病诊疗、随访和康复过程中，很多细节性内容就成了需要给患者提个醒，或者引发患者关注的主要内容。

肿瘤患者需要注意自己的卫生情况。对于肿瘤患者而言，机体免疫水平、能力下降是固有的，加之在经历了较长时间、多疗程的一系列抗肿瘤治疗以后，患者的身体状态会更差，这也会导致患者的白细胞、血小板、血红蛋白下降等骨髓抑制反应的发生。这也是导致感染发生的重要基础和诱因。在这样的情况下，保持肿瘤患者口腔、呼吸、泌尿、消化系统的卫生，即临床上常说的“上下两个口”的卫生也就显得十分重要。此外，机体中存在的慢性炎症也是肿瘤细胞发生、发展、复发、转移的重要因素，减少和控制炎症反应具有肿瘤防治的意义。

肿瘤患者需要适当地晒太阳。维生素 D 是机体中重要的微量元素，也是维持肿瘤患者机体安全、稳定的重要成分。有研究显示，乳腺癌患者体内多数缺乏维生素 D，维生素 D 的缺乏也是乳腺癌患者生存预后明显较差、病死率相对较高的主要因素。采用晒太阳的方式可以获得 90% 以上的维生素 D，也有助于预防肿瘤的转移，尤其是乳腺癌患者应适当晒太阳。同时，也鼓励增加鱼肉、牛肉、猪肝、鸡蛋黄等富含维生素 D 的食物摄入。即便如此，临床上仍不建议人造光照射，过多暴露在人造光照射下，会阻碍人体分泌“褪黑素”，使其含量偏低，反而不利于肿瘤的防治。

保证科学充足的睡眠。很多人在睡觉的时候喜欢开一盏微弱的小灯，以在夜间起夜时照明使用。但是，微弱的灯光会扰乱人体褪黑素、血清素等睡眠激素和神经递质的分泌，这些均不利于肿瘤的防治。如此说来，建议大家在黑暗的环境中睡觉。同时，也要注意最佳的入睡时间，应该维持在晚上 9 ~ 10 点，熬夜不仅会降低身体的免疫力、不利于肿瘤的治疗与康复，同时，也是引发诸多其他疾病的主要原因。保持充足、高质量的睡眠时间也是一种有效的抗肿瘤手段，保证夜间超过 7 小时的睡眠，午间半小时的睡眠也是健康的有效保障。

在生活中，其实还有很多习惯都是我们长久以来养成的，如长期吸烟、接触二手烟等，只是在多数情况下这些习惯已经逐渐被我们所默认，但是，这个习惯不论在什么时候都是需要及早戒除的。此外，在日常生活中，一些包含在化妆品、护肤品、指甲油、洗发水、染发剂等用品中的化学性物质对人体的危害也是明确的，预防和避免接触、使用这些物品，其实就是意识和认识方面的问题。

在我们的生活中，还有一些有害的化学性物质，它们多数都隐藏在日常生活用品中，这些物质长时间作用所产生的危害也是显著的。如避免使用含有有害成分的塑料制品，像多氯联苯、二噁英、苯乙烯、双酚 A、邻苯二甲酸盐、多溴联苯醚、镉、铅等均具有致癌的危害性。

注意生活习惯，远离胃癌

从肝炎、肝硬化到肝癌有“三部曲”之说，可是，如果我告诉你，从胃炎到胃癌也只需要经历“四部曲”的过程，你会在意吗?

临床流行病学数据显示，我国胃癌每年新发病例约为 40 万，因胃癌死亡的人数超过 20 万。而且，由于饮食习惯和生活习惯的影响，如高盐饮食、吸烟等，包括我国在内的东亚、东北亚地区是胃癌的主要高发地区，胃癌又被称为“东北亚癌”。

除此之外，幽门螺杆菌感染也是胃癌发生的重要危险因素。我国人群幽门螺杆菌感染率可以高达 40% ~60%，部分区域甚至可以达到 70%。幽门螺杆菌感染后 100% 都会产生组织学上的炎症，并产生消化不良的反应，消化道溃疡也是常见的表现。

对于胃部的损害来说，从胃炎，即非萎缩性胃炎开始，到萎缩性胃炎、肠上皮化生、异型增生,最后到胃癌。在这样的过程中,各种胃部黏膜的损害性因素是主要的,也是导致胃部发生肿瘤的主要因素。

其实,对于慢性萎缩性胃炎,大家都有很深刻的认识,对于它的危害,以及可能发展成为胃癌的风险也是刻骨铭心的。但是,这样的过程却需要几年甚至几十年的时间,而且只有极少数患者,约为1%的可能发展为胃癌。尤其是对于患有中重度萎缩性胃炎并且伴有中重度肠化生或异型增生者,发生胃癌的风险才会大大增加。也正是因为如此,1978年,世界卫生组织把萎缩性胃炎确定为胃癌的癌前病变。

对于多数萎缩性胃炎患者来说,临床上可以没有任何症状,部分患者的症状主要表现为消化不良,如上腹痛、腹胀、餐后饱胀及早饱感,以及食欲减退、嗳气、泛酸、恶心等,也有部分患者还会出现消瘦、乏力、健忘、焦虑、抑郁等精神症状。

说到损害胃黏膜的不良生活习惯和饮食习惯时,有些真的是"罪大恶极"。

喜欢吃烧烤和油炸食物:这是饮食诱发肿瘤的主要原因,如直接损害和致癌物苯并[a]芘、环芳烃类物质的危害。

吃得太咸:食盐的高渗透压会直接破坏胃黏膜,长时间作用自然容易诱发胃癌。

饮食不规律:三餐不定时、生气时进食、喜食烫食者发生胃癌的危险性分别是正常人群的1.3倍、1.5倍和4.22倍。各因素之间还具有相互之间的协同作用。

经常熬夜:睡眠不足会降低胃部血液流量,削减胃的自保能力,增加胃溃疡的发生概率。

吸烟、饮酒:饮酒与烟草对胃黏膜的损害不用再赘述了,致癌物与胃黏膜的损害是明确的。

幽门螺杆菌感染:幽门螺杆菌作为一级致癌因素,对于胃癌发生的影响毋庸质疑。

长期压力过大:工作压力大、生活不顺心是导致精神、心理影响的主要因素之一。同时也是导致胃肠功能紊乱,胃溃疡发生的主要原因。

过度肥胖:肥胖与胃食管反流直接相关,这也是胃酸刺激性损伤因素的主要内容。

如此说来,远离胃癌,靠的是好的生活习惯和饮食习惯。

情绪上的肿瘤

肿瘤的发生真的是一个综合性的因素，或者说是多因素、长期相互作用的结果。除了我们熟知的遗传、饮食、环境、生活等因素以外，肿瘤的发生还与人的性格直接有关，这也被我们称为“癌症性格”或者“肿瘤性格”。

说到癌症性格，我们首先想一想，在我们周围是否会有这样的一群人，如：因为一点小事就会发生焦虑、抑郁，长时间不能释怀；一件不相干的小事也会十分较真；遇事总是喜欢憋在心里，表面上较少流露出负面情绪，习惯于克制、压抑自己的真实想法；心理较为脆弱，经不住挫折、打击，生活中的孤独、无助感较强，总觉得活得很累。

当然了，在我们的周围还有一些人，温柔娴静，知书达理，对家人、同事、朋友照料得无微不至，周围人群无人不称赞，但是，隐藏在其内心深处的却是“心累”……

其实，具有以上性格和情绪的人，他们的肿瘤发病率就会比周围一般人高出 3 倍以上。

在我们的日常临床工作与患者的交流过程中，部分患者总是能在疾病发生以前的几年、几十年里查找到一段“心里不爽”“心情低落”“情绪压抑”的经历。因此，我们说，包括肿瘤在内的诸多疾病都是与情绪的改变直接相关的，也是真正意义上的心身疾病，其相关度甚至可以高达 90%。

在与情绪相关的心理分析中， 提出了 A、B 和 C 三种类型的性格模式：

A 型性格者：即所谓的工作狂模式，以争强好胜、脾气急躁为主，高血压、心脏病等疾病是这类人员的收获。

B 型性格者：他们可是人群中最容易快乐、高兴的人，知足、随和、适应力强，健康快乐的生活总是包围着他们。

C 型性格者：这可能就是我们所说的癌症性格，其特点就是不善于宣泄、发泄情绪，容易受到情绪的困扰和影响，这样性格的人群会将不良的情绪压抑在自己的心里，导致过度压抑的发生。

具有C型性格的人群容易罹患肿瘤，其原因与他们的情绪低落，长期处于压抑状态有关，从而导致内分泌紊乱，情绪的紧张又会导致组织、器官的血供减少，缺氧状态则会使器官功能失调。部分C型性格也是引发负面情绪，降低机体免疫力的主要因素，这自然就成为诱发肿瘤的主要原因。

面对这些情况，学会调节、改变和管理负面情绪就成为日常生活中预防肿瘤的有效手段。

在日常生活中学会积极、快乐地思考，看待问题的时候更多地去发现其阳光、快乐和正能量的一面，哪怕微小的一面，也可以扩大来看，至少可使自己快乐。其实，在必要的时候"难得糊涂"也是一剂不错的健康良药，只是，这里需要一个大心脏的存在。

学会发现快乐的同时，还要学会找到正确健康的宣泄途径，把憋在心里的不良情绪释放出去，运动、聊天、阅读、听音乐，哪怕是大哭一场也是真实有效的。

保持平常、平和的心态，不让自己的情绪被外界所左右，这样的情况说起来容易，到了实际面对的时候，需要我们自己多把控一些。

围绕在人们身边却被忽略的致癌物——氡

最近这些年来，人们对于肿瘤的认识和了解可谓是加深了不少。究其原因，主要是肿瘤疾病逐年升高的发生率，以及人们肿瘤防治意识的不断提高。

说到肿瘤，大家最为关心的莫过于肿瘤是怎么发生的。也正是因为如此，在对肿瘤发生进行研究的过程中，不可避免地就会面临着"致癌物"这样一个概念。烟草、黄曲霉毒素、苯并[a]芘、酒精等致癌物大家已经耳熟能详了，人们在生活中更是会最大限度地避免与这些致癌物接触。然而，就在我们的身边，还有一种时刻围绕在我们身边，却不被我们熟悉的致癌物，它就是氡(氡气)。

氡气是氡(Rn)元素对应的单质，它是一种无色、无臭、无味的惰性气体，具有放射性。当氡气吸入人体以后，氡会发生衰变而释放出放射性粒子，对呼吸系统造成辐射损伤，继而引发肺癌。目前，世界卫生组织公布的研究结果表明，氡气是继烟草之后，导致肺癌发生的第二位的致癌物，氡气所导致的肺癌约占总体发病的3% ~14%。同时，氡也能严重地损伤肾脏等其他组织、器官。氡的毒性主要是由放射产生的α粒子造成的，而并不是由于其化学性质。

自然环境中，氡的来源主要是房基土壤析出，由于地球表面的岩石和土壤中含有微量的铀，在土壤、地表水和大气中都含有氡。而在日常生活中，建筑材料是室内氡的最主要来源。如花岗岩、砖砂、水泥以及石膏等，特别是含有放射性元素的天然石材，更加容易释放出氡。而对于那些从事开采业的员工而言，其职业因素也是诱发矿工肺癌的主要因素之一。

作为一种惰性气体，氡易溶于水，更易溶于煤油、甲苯、二硫化碳等有机溶剂。氡也很容易吸附于橡胶、活性炭、硅胶和其他吸附剂上。在大气中氡的浓度容易受到气象与地质等因素的影响，但是这样的变化较小。由于氡的密度较大，空气中氡的相对含量随海拔高度的增加而迅速减少。这些因素都为氡的损害与预防提供了依据。

对于多数人来说，日常生活中可能接触到的氡大部分来自家中。家中氡的来源与浓度主要取决于以下因素，如地基岩石和泥土中铀的含量，水泥地面与墙壁连接处的裂缝，地面的缝隙，空心砖墙上的空隙，污水坑和下水道，家中建筑石材和建筑材料的使用等。地下室、地窖或与泥土接触的其他结构区通常也含有较高的氡。

如此说来，减少氡污染的首要原则就是减少居家氡的进入，同时，降低家庭空气中的氡浓度。也就是让氡在源头上被控制，如正确选择地基，有效铺垫隔离层，采用自然或者强制性沉积技术而减少暴露，实施必要的防氡涂料有效抑制氡的析出，同时防止氡气进入室内。

与此同时，行之有效的降低居家氡含量的模式就是增强室内通风，这是降低室内氡最简单有效的方法。研究显示，1小时的通风换气，可以有效降低2/3的室内氡浓度。此外，采用空气净化器、负离子发生器也是有效的措施。采用过滤或增加室内空气流动，减少家庭用水量以及天然气用量，并在使用时，保持浴室、厨房的良好通风都是有效的措施。如果检测到水中氡浓度过高，也可以采用粒状活性炭进行水处理。

如此说来，氡这个致癌物，还真的是一个“大魔头”，时刻提醒我们要注意它的存在。

消化道肿瘤的助推剂

消化道肿瘤是我国常见的恶性肿瘤，在我国，每年确诊的肿瘤患者约有530万人，每年死亡的肿瘤患者约有200万人。其中，食管癌、胃癌、结直肠癌等消化道肿瘤占所有病例的50%左右，仅胃癌每年的死亡人数就有50万人左右。

在我国，消化道肿瘤的发生具有自身的特点，即患者在确诊时有超80%的病例属于中晚期，此外，我国胃癌的发生约占全球病例的一半。而食管癌新发病例和死亡患者的人数均占全球的55%左右。这些情况的发生均与我国人民特殊的生活习惯、饮食习惯、个人喜好等多因素特点直接相关。相关研究也被胃肠病学领域顶级期刊*Gastroenterology*(《胃肠病学》)所刊载。分析饮食与生活方式等风险因素表明，在消化道肿瘤的发生、发展过程中，很多的“助推剂”都在起着重要的作用，包括吸烟、红肉摄入过多、水果蔬菜摄入不足、肥胖和饮酒。

吸烟

临床流行病学研究显示，我国食管癌的发生与患者的生活习惯直接相关，包括吸烟、喝热茶、吃烫食、饮酒习惯等，具有这些习惯者罹患食管癌的风险比没有这些习惯的人高出5倍以上。尤其是吸烟导致食管鳞癌的发生率更是高出5倍以上。

红肉摄入过多

过多摄入红肉和加工肉是导致消化道肿瘤发生的主要风险因素，这个研究结果已经获得了验证。随着我国肉类消耗量的增加，尤其是红肉比例超过70%，消化道肿瘤的发生率大幅度升高。红肉摄入量的增加，饮食与生活方式的改变，BMI超标均是消化道肿瘤发生风险增加的主要原因。

水果蔬菜摄入不足

水果蔬菜摄入不足是导致消化道肿瘤发生的重要原因，水果蔬菜是人体维生素、膳食纤维的重要来源，也是降低消化道肿瘤发生的有效措施，可以降低结直肠癌发生风险的16%，降低死亡风险的13%。因此，对于成人每天蔬菜摄入量应为300～500g，水果则为200～350g，并且不能用果汁来替代新鲜水果的摄入。

肥胖

从“富态一点好”到“肥胖是万病之源”，我们经历了多少惨痛的代价，研究显示，肥胖（脂肪超标）与10余种肿瘤，如结肠癌、食管癌、肾癌、子宫癌、乳腺癌、胃癌、肝癌、胆囊癌、卵巢癌、胰腺癌、脑膜瘤、甲状腺癌、多发性骨髓瘤等的发生直接相关。

饮酒

饮酒同样没有好处，这已经成为定论。临床流行病学研究显示，2020年约有74万例新发肿瘤可归因于饮酒。同时，也证明酒精与诸多肿瘤之间有着因果关系，如口腔癌、咽癌、喉癌、食管癌、结直肠癌、肝癌和女性乳腺癌。

有了上述这些研究和调查的结果，在临床上，我们更多的是推荐大家改善自己的生活习惯、饮食习惯，从而降低患癌概率的发生，如戒烟、戒酒，戒除那些消化道肿瘤的助推剂，将极大地改变消化道肿瘤发生的窘境。适当增加运动和体育锻炼，则是远离肥胖、保持体重的有效手段。健康饮食也同样重要，降低肿瘤风险要保证以下6种食物的摄入量，至少要有4种达到推荐标准，包括水果≥4份/天、蔬菜≥4份/天、鱼≥2次/周、加工肉类≤1次/周、红肉≤1.5次/周、全谷物≥3份/天。

葱蒜炝锅，火爆中有风险吗？

生活中，葱蒜是厨房中常见的调味料，对于很多人来说，葱蒜甚至是生活中的必需品，除了它的“刺激”劲，更有“吃肉不吃蒜，营养少一半”的说法。

近年来，对于葱蒜的研究也在不断地深入，防癌、抗癌等作用也是众说纷纭。但是，最近却有了一个新的说法，那就是“葱、大蒜炝锅会致癌”。

在大家的印象中，葱蒜对人体健康是有益的。从营养成分来分析，与其他蔬菜相比，葱蒜所含的微量元素硒含量是目前所有新鲜蔬菜中最高的，相对而言，其维生素 C、β 胡萝卜素及膳食纤维的含量并不高，甚至是较低水平。但是，葱蒜中还含有一种独特的含硫化合物，它是一种天然的抗氧化剂，也是葱蒜所特有的辛辣刺激性味道的主要来源，更是一种有益于健康的植物化学物。此外，葱蒜刺激食欲的口感，这也是减少盐、含盐酱料的主要途径之一，也成为营养、健康食品的主要原因。

近年来，在民间流传着“葱、大蒜炝锅会致癌”的说法，面对这个说法，许多人有疑惑，有人对这种说法提出了质疑，但也有人觉得这样的说法“靠谱”，真实的情况到底是什么样子呢?

“葱、大蒜炝锅会致癌”的说法主要源自对葱蒜中物质的研究。其依据是葱蒜在热油煎炒的时候，因为含有较高的，约为 30% 的碳水化合物，以及较低的，约为 5% 的蛋白质，这样的物质在高温过程中经过“美拉德反应”而产生 2A 级致癌物丙烯酰胺。

说起 2A 级致癌物，目前人们的感受是只要与“癌”挂上边那就是大事中的大事，其实，真实的情况并没有人们想象的那么可怕。2A 级致癌物主要指的是对实验动物致癌性具有证据充分，但是对人类的致癌性证据却是相对有限的一类物质，对于这个解释，你可以直接理解为需要长期、高剂量的摄入，这样才会提高人群发生肿瘤风险的物质。

回到我们所关心的葱蒜炝锅的事情上，葱蒜炝锅所产生的丙烯酰胺，要达到世界卫生组织确认的致癌界限剂量，一个健康人需要在短期内吃掉 32. 7kg

大蒜。看到这样的食用量，你还会继续担心吗，这是不是又验证了“脱离剂量谈致癌风险那就是耍流氓”？

说到这里，对于葱蒜中的含硫有机物质很容易被高温煎炸、烫煮破坏，有人就提出生吃葱蒜是不是可以获得更多的健康成分的问题。其实，在葱、大蒜中，始终含有产生大蒜素所必需的蒜氨酸和蒜氨酸酶，而这两种物质却分布于新鲜大蒜的不同结构、部位。如蒜氨酸酶在细胞内，蒜氨酸在细胞外液中，在使用的过程中，只有当细胞在剁、切、碾压、咀嚼等受损的时候，蒜氨酸酶才会被释放出来与蒜氨酸相互接触而产生大蒜素。没有这样破坏其结构的剁、切、碾压、咀嚼等操作，两者永远是你是你，我是我，不会产生大蒜素。

除此之外，大蒜素的产生还与组织受损的程度、参与反应的氧气量、反应持续时间等有关。也就是我们把大蒜切得越碎、捣碎的程度越彻底、放到空气中的时间越长，产生的大蒜素就会越多。这也是老百姓喜欢使用蒜末、蒜泥的主要原因，虽然说不出具体的道理，但是做得没有问题。但也得注意，要避免过长时间的存放导致大蒜失去水分而终止反应，或者因为卫生、污染等问题而损害身体健康。

虽说葱、大蒜具有很好的杀菌作用，但是，说起它的那股冲劲也是真的给劲，由于大蒜素还会对胃黏膜产生一定的刺激作用，所以胃炎患者和年老体弱者最好还是少吃。毕竟健康的途径不只是大蒜素这一条路。此外，葱蒜在被做熟以后，其中的硒含量不会发生很大的变化，仍然具有较好的保健功能，此时也为那些怕刺激胃又好这一口的人士提供了一个新的选择。

理性对待蕨菜的致癌毒性

蔬菜、水果一直被认为是健康的保护神。随着人们生活水平的提高，寻常可得的食材有的时候可能已经不能满足大家的胃口，那些野菜也许会勾起你更多的兴趣。也许是因为人们对加工食品的安全充满了怀疑，在很多人的印象中，那些“纯天然”“绿色”“有机蔬菜”就成了安全营养的代名词，也让大家倍感亲切和信任。

可是，如果有一天突然有人告诉你，你正在吃的野菜很可能不健康，甚至会伤害你的身体，导致肿瘤的发生，这个时候你是不是有些怀疑人生了？

这里所说的蔬菜，指的就是在蔬菜圈子里唯一具有致癌作用的蕨菜。蕨菜是蕨类植物的嫩芽，也是被大家熟知的春季野菜，蕨菜根中提取的淀粉制品——蕨根粉也是很多人的最爱。

一百多年前，人们就发现蕨菜能让动物中毒。此后的临床流行病学和动物实验研究发现，蕨菜能够增加胃癌和食管癌等与消化系统有关的癌症风险。研究显示，蕨菜致癌的主要原因是一种被称作“原蕨苷”的物质。在世界卫生组织国际癌症研究机构公布的致癌物中，它被评定为2B类致癌物，即对人类可能具有致癌作用。

原蕨苷的致癌作用主要是它会与氨基酸发生反应，也能破坏遗传物质DNA，引起大量的正常细胞发生异化，最终促成癌细胞的生成。用这种物质来做动物实验，证实它具有明确的致癌能力。进一步的研究中还发现，它在蕨菜的幼芽中含量更高，而这部分刚好是我们可以食用的主要部分。

食材具有致癌性，那就是吃了这种食材就会得癌吗？当然不是。“蕨菜致癌”的研究具有明确的科学依据，但是，这并不意味着吃了蕨菜就会发生恶性肿瘤，在临床流行病学的说法中致癌的意思是具有增加患癌的风险，而不是吃了就会得癌症。所谓的增加风险，也是指罹患肿瘤疾病的可能性增加。但是，能增加多少风险就是另一回事了。

由此说来，对于蕨菜致癌的说法还是要客观看待。临床流行病学统计表明，经常吃蕨菜会导致男性食管癌的发生风险增加2.1倍，女性则增加3.7倍。这个数据看起来恐怖，但是，还要看食用蕨菜的具体时间、数量、频次等诸多因素。如果你仅仅是偶尔吃几次尝尝鲜，或者是仅仅少量饮食，那就不要考虑这种类似于抽大奖的概率事件了。毕竟在那些可以长期、经常吃蕨菜的地区，当地的饮水中也会有原蕨苷存在。

面对着如此的美味，如果就此放弃会不会有些遗憾呢？这就促使我们考虑，如何吃蕨菜类食材才是健康、安全的。由于蕨菜中的致癌物质一般都是水溶性的，浸泡、多次水洗，就可以把大部分的致癌物洗掉。在制作蕨根粉条等食材的时候，反复清洗，再加上制作粉条过程中需要使用大量的水，这也是降低致癌物数量的有效措施。此外，原蕨苷的稳定性较差，在常温环境中易于挥发、分解，至于在沸水、盐渍或者烘焙等制作过程中，其成分的损失则是极其明显的，其致癌性自然也会大幅度下降。

“甜甜蜜蜜”不一定是好事

奶茶、可乐是现代年轻人的快乐源泉，对于年轻人而言，如果每天摄入的果糖增加5%，那么，待他们成年以后，其罹患肿瘤的风险会出现大幅度升高。这是一项长达20年的临床流行病学研究随访中获得的结果，对此，你怎么看？

其实，含糖饮料对于人体的危害是我们关注已久的事情了。最近刊载在*Gastroenterology*上的一项研究表明，在青少年时期，也就是13～18岁期间，如果饮用含糖饮料或者食用糖类越多，其成年以后罹患结直肠癌的发病风险就会出现明显的升高，其数值可以达到17%。

在这里，我们说的饮用糖类主要指的是单糖，即包括果糖、葡萄糖、添加糖以及含糖饮料。在对摄入糖量评估的研究中，研究者根据每日摄入总能量中糖类占比的模式来进行计算，并将对应的糖摄入量折合到具体的饮料类型中。一般来说，1份果汁约为177mL，其他的饮料相当于355mL，这样的一个数量对比于常见的330mL罐装可乐来说，也就相当于1瓶可乐多一点。

与之相对应，食用水果代替含糖饮料，可降低罹患直肠癌的风险高达39%，使用乳制品代替含糖饮料，其直肠腺癌的发生风险降低达47%。但是，如果使用果汁代替含糖饮料，却没有降低罹患肿瘤发生风险的效果。这个研究也证实了每日多摄入水果、蔬菜和纤维素，可以很好地降低因多摄入果糖而产生的危害。

在这些研究结果中，还有一个比较有趣的研究结果，那就是成年以后摄入含糖饮料，摄入量的多少和肿瘤的发病风险之间没有看到直接的联系。这个研究结果与其他一些研究还是会有小小的出入。

与之相类似的研究在*Science*上也有报道，即如果每天多喝一罐可乐，就会促进结直肠癌的发生和发展，这些研究显示，果糖在体内可以转化为大量的脂肪酸，这些脂肪酸刚好可以被肿瘤细胞利用，从而促进肿瘤的生长、发育，推动炎症反应的发生。研究显示，每周喝5次及以上含糖汽水的女性其全因死亡率会高出 62%，这样的结果是不是与女性乳腺癌高发具有一定的关系呢？对于那些所谓摄入过多者来说，其风险系数可以升高达 85%。

对于含糖饮料的界定，绝对不是单指果汁，奶茶也是罪魁祸首之一，它们同样可以提高总体罹患肿瘤达 18% 的风险。甚至 100% 的鲜榨果汁也会使得整体患癌风险上升 12%。

很多人都认为鲜榨果汁比水果更好，这也是我们固有的错误观念。其实，在制备果汁的时候，水果中富含的膳食纤维可能都会被当作果汁的残渣而过滤掉，一杯橙汁所含的膳食纤维仅仅是原橙子的十分之一。与此同时，水果被制作成果汁时，其细胞被破坏，维生素 C 也会被暴露在光线和空气中迅速地氧化，也就失去了作用。所以说，喝鲜榨果汁和吃水果原本就是不同的两回事，更不能降低患癌的风险。

肿瘤是可以预防的

说到恶性肿瘤，很多人面对它时的感觉就是无所适从，除了恐惧之外不知道自己能做些什么。

如果有一天，有人说恶性肿瘤作为一种疾病也是可以预防的，此时势必会招致一些人的微词，其中最常见的一种说法就是，恶性肿瘤连具体病因都不清楚，又谈何预防措施。除此之外，有人会说目前社会上存在各种污染、食品安全问题、各种潜在的危害因素，肿瘤预防就是一句空话。更有一些被戏称为“杠精”的人张嘴就是“某某人吸烟一辈子活到了九十几岁”……

其实，我们也要对上述说法进行客观的评价。到目前为止，对于绝大多数恶性肿瘤来说，其具体的病因尚不十分清楚。但是，可以明确的是，恶性肿瘤的发生、发展是一个与多种因素相关，相互作用影响的综合性结果。针对这些多因素内容实施具有针对性的预防，是实施肿瘤预防的主要措施。

肿瘤疾病的防控主要包括三级预防体系，这个内容与世界卫生组织曾经提出的“3 个 1/3 原则”相一致。

一级预防，主要是对病因的预防，即减少外界不良因素的损害。也就是有 1/3 的肿瘤完全可以通过有效的预防措施获得预防，这样就使得这部分人完全可以不再罹患恶性肿瘤。

二级预防，是早期发现、早期诊断和早期治疗。也就是说，有 1/3 的肿瘤患者可以通过早期肿瘤筛查、有针对性的健康体检及早发现恶性肿瘤的早期阶段，此后通过科学、有效的临床诊疗措施而使肿瘤患者及早根治疾病。

三级预防，直指恶性肿瘤患者，主要在于改善患者的生活质量，延长患者的生存时间。也就是 1/3 的肿瘤患者还可以运用现有的医疗措施，最大限度地延长生存时间，减轻症状，提高生活质量。

对于肿瘤三级预防来说，获得的结果也是真实、有效的，尤其是国际上已被证明的诸多预防措施，如严格禁烟、控烟、限酒、实施肿瘤筛查、HPV 疫苗接种、健康教育等措施，均显著地降低了肿瘤患者的发病率、死亡率，也显著地提高了肿瘤预防的效果。

在诸多预防恶性肿瘤发生、发展的措施中，改变不良的生活方式，不健康的饮食习惯，戒除一些有害的行为，倡导健康的生活模式，提高健康素养，以及树立科学防病理念，是预防肿瘤发生、发展的主要因素，也是行之有效的措施。

在我们的日常生活中，吸烟、肥胖、缺少运动、不合理的膳食结构、不良饮食习惯、不良生活习惯、酗酒、压力过大、心理紧张等都是肿瘤发生的主要危险因素。与之相对应的，戒烟限酒、平衡膳食、适量运动、心情舒畅等均可能有效地降低恶性肿瘤的发生率。

肿瘤不是传染病，但是也要防传染

与肿瘤患者生活在一起会不会被传染？这可是肿瘤患者及家属最为关注的问题，也是医护人员在日常工作中被询问最多的话题。

在这里，我要给大家一颗定心丸，那就是“恶性肿瘤疾病不是传染性疾病，不会在人群之间发生传染”。

但我也要给大家提个醒，那就是部分可以导致肿瘤发生的致癌因素却具有传染性。需要大家注意的是，部分肿瘤患者的某些状态，会对周围的健康人群产生影响，这些也会或多或少地把肿瘤“传染”给别人。

看到这里，你是不是有种深一脚、浅一脚的感觉。其实，这些内容很好理解，待我慢慢说来。

对于恶性肿瘤疾病而言，其发生、发展的实质是身体中原本正常的基因发生了变化。这就与我们熟知的传染性疾病之间没有了任何的关系，也就不存在患者与健康人群之间的相互传染。

但是，在对恶性肿瘤疾病的病因学研究中发现，部分恶性肿瘤疾病的发生、发展却和部分细菌、病毒存在着密切的关系，如幽门螺杆菌与胃癌、人乳头瘤病毒（HPV）与宫颈癌、乙型肝炎病毒（HBV）与肝癌、丙型肝炎病毒（HCV）与肝癌、EB 病毒与鼻咽癌等，这些细菌、病毒可以在患者与周围健康人群之间相互传染。对于这些情况，通过针对性的分餐、使用公筷、接种疫苗、适当防护是可以完全解决的，也达到了预防肿瘤发生的目的，所以我们自然也不需要过于恐慌。

其实，对肿瘤病因学的研究，到目前为止仍有很多内容尚不明确。但是，在诸多因素中，我们发现，肿瘤患者的一些遗传性因素、不良的生活习惯、饮食习惯、环境因素、生物学因素、性格特点等，具有很强的“传染性”，它们可以直接影响周围的健康人群，以至于使得周围健康人群的生活习惯发生改变，肿瘤疾病的发生概率升高。虽说此“传染”非彼“传染”，但是，它也同样是我们实施肿瘤预防的重点内容。

肿瘤疾病具有一定的遗传性特点，对于乳腺癌、结肠癌、肺癌患者的亲属来说，定期实施肿瘤筛查就显得十分重要。此外，在一个家庭中，夫妻两人先后或者同时罹患一种或者两种不同的恶性肿瘤，也与他们具有的同一地区、家庭环境、生活习惯、饮食习惯直接相关。如喜食腌制、熏制、烧烤类食品，高盐类饮食，常饮用糖水，喜欢吃热烫的饭食、油炸食品等。甚至是家庭成员中某些人的坏脾气，也是直接影响你情绪的主要因素。如彼此间长期不悦，缺少家庭和睦与温馨，长期导致家庭成员心情压抑、抑郁、焦虑者。

以上这些非生物性的不良因素如果聚集在一起，长期相互作用、影响，其危害性可想而知。这是不是也有一些“不是一家人、不进一家门”的味道？

规范的筛查和防癌体检才能发现早期肿瘤

恶性肿瘤是目前严重威胁我国人民健康的主要疾病，也是排列在致死性因素首位的疾病。近年来，随着科技的发展，恶性肿瘤疾病的诊疗已经获得了突飞猛进的发展，但是，其整体治疗预后依旧难以满足我们的预期。

面对着恶性肿瘤的威胁，越来越多的研究表明，早期肿瘤患者的预后最佳，早期患者通过具有针对性的干预措施，以手术治疗为主的综合治疗可以使患者获得治愈。而我国的恶性肿瘤患者中，肿瘤在发现的时候多数处于中晚期，很多患者已丧失了实施手术根治切除的机会，这也成为制约肿瘤患者预后的主要因素。

如此说来，提高肿瘤治疗整体预后的主要措施就是要早期发现肿瘤。一说到这个话题，很多人不免就会吐槽："年年都进行体检，怎么也没有发现早期肿瘤?""刚刚发现肿瘤的早期症状，就诊一检查怎么就成了中晚期?"……

其实，这些吐槽说得一点也没有错，对于发现早期恶性肿瘤来说，依赖常规的健康体检，或者是出现早期症状再就诊检查还真的是不行。毕竟发现早期肿瘤真的是一个"技术活"，防癌体检是在恶性肿瘤风险评估的基础上，针对常见的恶性肿瘤的发生特点而进行的身体检查。而肿瘤筛查则是针对有可能患癌的，具有高危因素的健康人群进行的各种检查，这也是早期发现癌症和癌前病变的重要途径。

而我们目前所进行的常规体检，多数情况下也只是对身体的一般情况进行检查和了解，缺乏针对性。而且，防癌体检、筛查中所采用的胸部低剂量螺旋CT检查，超声结合钼靶的乳腺检查，胃肠镜检查等内容正是常规体检中所不涉及、不包含的项目。这就导致了肿瘤漏诊的发生，或者出现大家所说的健康体检刚做完，又发现了恶性肿瘤的原因。

恶性肿瘤的发生、发展是一个长时间的过程，也是疾病发展进程的过程，在这样的过程中，自然也会产生诸多与相应组织、器官相对应的临床症状。但是，比较遗憾的是，对于肿瘤患者而言，在疾病的癌前病变阶段、早期阶段，其临床症状也是微乎其微，甚至极其容易被我们忽视。待到临床上出现了那些所谓的“早期症状”“危险信号”的时候，其实肿瘤早已经不“早”了。

防癌检查、体检、肿瘤筛查是一项专业性极强且讲究个体化和有效性的工作，因此需要选择专业性强、综合能力强、水平较高的体检机构来实施。只有走在疾病发生的前边，才可能彻底阻断肿瘤的发生，对于那些具有早期病变的癌前病变、早期肿瘤，实施早诊早治才是提高肿瘤生存率的关键。

运动改变了我们的生活

三年的疫情，让大家又重新认识到健康的重要性。最多的表述则是健康是“1”，后边其他的内容都是“0”，如果没有了健康这个“1”，后边有多少个“0”都是白扯。

那么问题来了，这里所说的“1”到底是什么呢，我想最好的答案可能就是“运动”了。只要你能够坚持适当的运动和体育锻炼，那么就可以大概率远离疾病。此外，运动与体育锻炼也需要形成良好的习惯，自然也需要持之以恒的过程。有研究表明，全世界每年至少有 390 万人通过充分的身体活动而避免了过早死亡。

单纯的运动可以改善身体情况，同时可以防治很多疾病，如高血压、糖尿病、高血脂、脂肪肝、精神类疾病，甚至是恶性肿瘤。

运动有降压的作用。可以每天坚持 30 分钟以上的快步走、慢跑或者其他有氧运动（有微微出汗的运动才有效）。众所周知，每天通过尿液排出的钠盐总量是有限的，并不会随着多喝水、排尿而排出更多的盐。在运动与体育锻炼的过程中，通过出汗则可以排出体内的钠离子，像打篮球这样的剧烈运动，1 小时可以排出 1 ~ 2L 的汗液，约含有 3g 钠，相当于 7.5g 盐。

运动可以改善高血脂。在调节血脂的过程中，除了注意饮食调节外，运动是必不可少的。有氧运动能显著降低血浆中的甘油三酯和总胆固醇水平，升高好胆固醇，降低坏胆固醇，这也是调节、改善血脂的过程。运动需要达到一定的强度，才可以取得最优的效果，“三天打鱼，两天晒网”或不规律的运动锻炼不但不利于降血脂，还可能加重血脂异常。降脂锻炼强调选择正确的运动方式和长期、坚持的模式。

运动可以改善高血糖，通过消耗体内多余的热量，降低血糖也顺理成章。缺乏运动就会导致脂肪、热量在体内堆积，形成肥胖的基础，这也是血糖升高的主要原因。

运动可以改善脂肪肝。对于轻、中度脂肪肝而言，采用运动、减重的手段，即每周 5 次，每次 30 分钟左右中等强度的有氧运动就可以达到控制、治疗的目的，减重的效果也十分明显。

运动对肿瘤的影响也非常明显。临床流行病学统计显示，与运动最少的成人相比，运动最多的成人平均患癌概率会降低 7%。运动最多的人可以降低食管癌发生的 42%，肝癌减少 27%，肾癌减少 23%。对于胃癌、子宫内膜癌及骨髓性白血病的减少也超过 20%。骨髓瘤、结直肠癌、头颈癌、胆囊癌和乳腺癌的减少超过 10%。

运动与体育锻炼可以改善人的抑郁、焦虑情绪，每周 3 次 20 ~ 30 分钟低强度的体育锻炼即具有作用。运动后人会不再专注于自身的不良感觉，血流畅通可以减轻机体的疲乏感，运动也有助于找回自信，发现自身潜力，改善思考能力，恢复对生活的控制力。

实施科学的运动，首先要确定自身需要和状态，做到具有针对性。虽说运动无成本，但是也要讲科学。在运动之前，要做好热身准备活动，先热身后冷身，避免直接进行剧烈活动。运动和体育锻炼过程中，强调规律、微微出汗、微喘可交流的中等强度模式。每天坚持 30 ~ 60 分钟，每周 5 天，是最理想的运动处方。心率以不超过“170 – 年龄”为宜。需要说明的是，散步无法达到中等强度的要求，所以，即便你的手机上显示了“1 万步”，但是收效甚微。

运动完成以后，最好接着进行一下慢跑、快走等 5 ~ 10 分钟的冷身运动。冷身运动是机体逐渐恢复正常水平的必要过程，也是一个不可忽视的健康恢复过程。

饮料中的三大害：可乐、奶茶和果汁

说到饮料，人们可以脱口而出很多不同类型的饮料，其中，茶、咖啡、可可又被称为世界上三大不含酒精的健康饮料。可是，与之相对应的，可乐、奶茶及果汁是我们生活中具有一定危害性的饮料。据统计，可乐和奶茶会增加自然人群全因死亡率高达62%，而一向被我们认为是健康饮料的果汁，却能降低我们的免疫力，继而导致各种与免疫力下降相关的疾病。

说到可乐、奶茶以及果汁这3种饮料会危害我们的健康，也许你一时无法接受这个现实，或者你才刚刚享受完这些甜蜜的饮料，快乐的感觉还没有消失。但是，我必须告诉你的是，就是这些含糖的，能给你带来味觉和精神上满足的饮料，正在每天损害着你的身体健康。

对于糖的危害的研究始于20世纪中叶，伴随着糖的大量摄入，美国各种疾病的发生率开始不断升高，关注糖与健康关系的全新研究成为热点。此时的美国糖业协会自然不会听之任之，他们开始将这些疾病的发生推到脂肪上面，并开始寻找研究来支持自己的观点。

然而，在对“糖对小白鼠的影响”的研究结果显示：小白鼠在摄取蔗糖后，导致了动脉硬化的发生，膀胱癌的发病率也会升高，同时还会引发代谢相关的一系列问题，如胆固醇、中性脂肪（三酸甘油酯）升高。这样的研究结果自然会导致糖类研究财团的直接撤资，相关的进一步研究自然无法顺利进行，相应的研究结果直到60多年后的2017年才被公开。看着这个过程和结果，你是不是有些不寒而栗了呢？

在如今的生活中，可乐和奶茶已经成为部分现代人生活中不可或缺的组成部分，他们甚至把它当成是一种时尚。然而，你可能不知道这些含糖饮料潜在的危害。含糖饮料里面危害健康的罪魁祸首，就是蔗糖和果糖。

说到可乐，我们可以很直观地告诫你：“每天一罐可乐，肿瘤长得更快。”可乐这种被称为“肥宅快乐水”的饮料，隐藏在其快乐背后的是致命的危害。最初关于可乐的研究起源于含糖饮料风靡之初，肥胖率的提高和结直肠癌的发病率形影相随。国际著名的 *Science* 期刊提示：每天只要摄入一罐可乐含糖量的玉米糖浆，就会促进结直肠癌的生长和进展。大量摄入的果糖在体内会产生大量的脂肪酸，这些正好是肿瘤细胞用于促进自身生长发育所必需的，并且是影响炎症反应产生的原料物质。

含糖饮料不仅会促进肿瘤细胞的生长，还会增加包括心血管疾病以及肿瘤疾病在内的死亡风险。哈佛大学公共卫生学院学者的研究证实，相比那些一个月喝 1 杯或者更少含糖饮料的人，每天喝 2 杯的人总体死亡风险上升了 21%，心血管疾病死亡风险上升了 31%，癌症死亡风险上升了 16%。在这样的基础上，只要每天再多喝一杯含糖饮料，其总体死亡风险将增加 7%，心血管疾病的风险将增加 10%，癌症相关的死亡风险将增加 16%。同时，女性的风险远远高于男性，2 杯含糖饮料给男性、女性分别带来的死亡风险增加比可以达到 29% 和 63%。

美国布法罗大学的学者将其研究发表在美国癌症研究协会 *Cancer Epidemiology Biomarkers & Prevention* 期刊上，文章同样揭示了含糖饮料对健康的危害的数据：和从不喝含糖汽水的女性相比，每周喝 5 次及以上含糖汽水的女性的全因死亡率会高出 62%。这项研究也是对 927 名年龄在 35 ~79 岁之间被诊断为乳腺癌的女性进行了近 19 年的随访的结果。更为关键的是，乳腺癌作为目前全球范围内发病率最高的恶性肿瘤，其原因也许和含糖饮料无法分割。乳腺癌患者经常饮用含糖汽水增加全因死亡的风险可以高达 85%。

如果说，可乐、奶茶等含糖饮料中存在的蔗糖、果糖对人体危害的影响比较好理解，那么对于果汁也存在着危害这件事你是不是感觉有些蒙圈了呢？其实，鼓励大家在日常生活中多吃水果和蔬菜，与饮用果汁是两个截然不同的概念，部分果汁的经营者恰好是利用了这一点来偷换概念。

喝果汁和吃水果绝对不是一回事，水果种类丰富，味美而且营养价值极高，富含维生素、矿物质、膳食纤维、植物化学物，这些成分绝对不是一杯“升级”版的果汁能包含的。

果汁在制备的过程中，损失了大量的膳食纤维，多酚物质、维生素等营养素，也会在水果细胞被打碎的过程中，与空气中的氧气接触而被破坏。至于果胶等不溶于水的营养元素，在果汁中也不见踪迹。果汁之所以口感更好是因为加了大量的外加糖，这些增加的果糖、蔗糖刚好是降低机体免疫力的主要原因。相关研究在 *Nature Communications* 杂志上被揭示了出来：果糖的增加影响了巨噬细胞的功能，促进了炎症反应的发生。

了解了含糖饮料对于健康的危害，是不是可以让你放下手里的可乐、奶茶和果汁了呢？

一杯茶能给我们带来哪些好处？

从“柴米油盐酱醋茶”的表述中，足可以看出茶在国人生活中不可或缺的地位。2022 年 11 月 29 日，“中国茶”即“中国传统制茶技艺及其相关习俗”申遗获得成功，中国人对茶的重视可见一斑，茶也给我们的生活带来了很多的好处。

中国传统制茶技艺及其相关习俗包括茶园管理、茶叶采摘、茶的手工制作，以及茶的饮用和分享的知识、技艺和实践等诸多内容。

自古以来，中国人就有种茶、采茶、制茶和饮茶的习惯，《神农本草经》中有“神农尝百草，日遇七十二毒，得荼(茶)而解之”的记载，说明我国古代人对茶的保健功能就有了深刻的认识。我国幅员辽阔，各地习俗差异较大，但是对于茶艺的习俗却没有变化，并且逐渐发展出绿茶、黄茶、黑茶、白茶、乌龙茶、红茶六大茶类及花茶等再加工茶，共计 2000 多种茶品供人饮用与分享。

饮茶能给我们的生活带来多少好处呢？

饮茶能降低心血管疾病风险

2020 年，我国学者顾东风院士在 *European Journal of Preventive Cardiology*(《欧洲预防心脏病学杂志》)发表了研究结果，经常喝茶能够降低心脑血管事件及全因死亡发生风险，尤其是对于那些长期坚持喝茶的人群、男性以及喝绿茶者，其健康获益的程度更为显著。茶虽然不是药，但是却有着神奇的保健作用，茶叶中含有的多种茶多酚、茶色素、茶多糖和咖啡碱等成分，可以很好地辅助调节脂代谢、糖代谢、血液流变特性和血管弹性等。这些都是降低心血管疾病发生的主要相关因素。

饮茶能降低糖尿病风险

2021 年,我国学者李立明教授在 *AJCN*(《美国临床营养学杂志》)载文,对 50 多万成年人实施的中国慢性病前瞻性研究数据分析显示:一般人每天喝绿茶,可预防 2 型糖尿病;而对于已经患有糖尿病的人,经常喝绿茶可使全因死亡风险明显降低。与从不喝茶的人相比,每天都喝茶的人患 2 型糖尿病的风险降低 8%,每天都喝茶的患者全因死亡和微血管并发症发生风险分别降低了 10% 和 12%。

饮茶使中风风险变低

同样是在 *AJCN* 上,2020 年也刊载了一项中国慢性病前瞻性研究结果,该研究对 438443 人进行了分析,包括从不饮茶的 158013 人,非每日饮茶的 167932 人,每日饮茶的 112498 人。研究结果显示:偶尔喝茶、每周喝茶、每天喝茶,随着饮茶频率的增加,脑卒中发生风险渐呈下降趋势。与从不饮茶的人相比,每天饮茶能降低 8% 的脑卒中风险。

饮茶能降低痴呆风险

我国学者在 *Nature*(《自然》)子刊 *Translational Psychiatry* 上刊载了一项临床研究,结果显示:与不喝茶的人相比,喝茶可使患痴呆症的风险降低 16%。

饮茶具有一定的防癌作用

饮茶在生活中的防癌作用目前尚缺乏足够的科学依据,但是,大量的基础与临床流行病学研究显示,茶叶具有抗癌的作用。茶叶中富含茶多酚、维生素 C,可以清除自由基,抑制脂质过氧化,抑制多种致癌物质。研究证明,绿茶、红茶、花茶、乌龙茶等均有抑癌作用,有饮茶习惯的地区或产茶区居民中胃癌的标化死亡率低于不饮茶或非产茶区,而且饮茶对预防皮肤癌、肺癌、胰腺癌、肝癌等恶性肿瘤也有效。绿茶中含有儿茶素、茶多酚和抗氧化剂等物质,可以调节机体免疫功能,阻断致癌物质亚硝胺的合成。最好的抗癌茶大致有两大类:绿茶和红茶。绿茶和红茶含有丰富的茶多酚,具有很好的抗癌作用。

乳腺癌的发生和牛奶有关系吗?

说起乳腺癌,它可是近年在全球范围内发病率升高较快的恶性肿瘤之一。2020 年,全球范围内乳腺癌的发病人数已经超越肺癌,成为发病率居于第一的肿瘤。在乳腺癌的发生人群中,超过 99% 的病例来自女性,可见乳腺癌的发生有着较强的人群选择性。

在临床诊疗过程中,很多患者都会关心乳腺癌的病因与预防措施,这也是我们在病房中与患者交流最多的内容。说到乳腺癌的病因,目前尚不明确,但是,乳腺癌的发生与遗传、生活方式、外界环境等因素具有相关性也是确实存在的。家族具有乳腺癌病史,初潮年龄早,绝经年龄晚,未生育,哺乳时间少或无,长期处于高压状态,受到辐射,肥胖以及被动吸烟等均是乳腺癌的高危因素。

最近,乳腺癌的发生与喝牛奶也扯上了关系。其实,在部分研究中的确获得了一些数据,但是还没有一个完全确定的结论。在诸多的说辞中,有些内容是不能自圆其说的,比如牛奶是优质蛋白质来源,部分牛奶使用量很大的人群也未见乳腺癌发病率升高多少。很多时候,大家都是担心母牛被注射激素催生后所产牛奶的危害。

部分研究还显示,牛奶、乳制品中的营养成分丰富,可以降低患癌风险,尤其是奶酪之类的发酵奶制品能够显著地降低绝经后的患癌风险。而长期饮用高脂牛奶却有可能会增加患癌风险。这也是所谓牛奶与乳腺癌发生之间关系的主要内容。

有关牛奶摄入会增加乳腺癌发生机会的研究,具有影响的包括:哈佛大学营养学教授 Walter Willett 发现,摄入大量奶制品会罹患某些健康疾病;2019 年 1 月,加拿大膳食指南中,也首次将乳制品从健康饮食推荐中删除;2023 年 2 月,*International Journal of Epidemiology*(《国际流行病学杂志》)刊载了北美女性乳腺癌和摄入牛奶之间的关联研究,牛奶摄入量的增加会增加乳腺癌发生风险,最高可以达到 80% 。牛奶的摄入与雌激素受体(ER)阳性乳腺癌的发生风险呈正相关。不只是乳腺癌，淋巴器官肿瘤、前列腺癌也是牛奶摄入的高危风险肿瘤。

研究同样发现，全脂牛奶、低脂牛奶的影响都是一致的，但是，酸奶、奶酪的影响会低很多。但是，这样的研究只是提示了疾病发生的相关性，而不是直接的因果关系。如果真的担心，最好选择豆奶类的植物蛋白代替高脂牛奶，单纯限制乳制品显然不是特别有用。

看着这些研究，对于喜欢喝牛奶的人来说，牛奶会导致乳腺癌，是不是有些耸人听闻了呢？其实，常喝牛奶会致乳腺癌的说法，可能还是与奶牛注射生长激素有关，这些牛奶中含有一种促进乳腺癌发生的因子 IGF1，并由此证明常喝牛奶会导致乳腺癌。

乳腺癌的发生是一个多因素相互作用、影响的过程。牛奶的摄入量也许并不是导致乳腺癌的根本因素，也有研究显示，牛奶中还含有抗癌物质，如共轭亚油酸，它可预防多种癌症的发生，其中包括乳腺癌。牛奶喝多了会导致乳腺癌，还是会预防乳腺癌，真的不是一个简单的单因素作用的影响，对于肿瘤的预防，要搭配合理的饮食，形成良好的生活习惯、饮食习惯、生育观念，积极参加体育锻炼，增强体质。

食材中的免疫“充电宝”

三年的新冠疫情使人们对身体健康有了全新的认识，拥有一个好的免疫状态，充分提高自己的免疫力成为大家最为热衷的话题。肿瘤患者对于提高免疫力的要求更加强烈，毕竟对他们来说，多数情况下均属于免疫水平低下，甚至存在着部分免疫缺陷。有时候我们在想，能否有一种食品或者方法，可以通过类似日常最为常规的饮食模式就能提高免疫力水平，就如同我们使用充电宝一样，将食物变成免疫增强剂。

肿瘤患者存在着明显、严重的免疫水平低下状态，这可是大家公认的问题，免疫力低下也是肿瘤患者普遍存在的问题。统计表明，约有50%的肿瘤患者的死亡与免疫水平低下、感染性疾病发生等因素直接相关。

免疫水平低下是肿瘤患者晚期最为常见的状态，也是引发各种并发症、干扰疾病治疗、导致生活质量降低的最常见原因。免疫力看不见、摸不着，但却真实存在。在我们的日常生活中和疾病诊疗的过程中，提示免疫水平低下的表现是极其常见的。如频繁感冒，病毒感染导致的感冒成了家常便饭，在周围的人群中最先感冒、最后康复、程度最为严重成了常态；伤口迁延不愈，感染难以控制；肿瘤患者容易出现有别于癌性疲乏的特殊疲乏感；部分患者还会出现胃肠功能不良表现，纳差、腹胀、腹泻、便秘也是司空见惯。

面对这些问题，改善肿瘤患者的免疫力，通过饮食调节的方式是最为简便易行的，毕竟吃喝是我们每天都需要完成的最基本任务。此外，好的免疫力也离不开食物提供的营养和能量。在日常生活中，饮食不只是为了果腹，如能对它加以利用，则是妥妥地可以达到免疫力充电宝的作用。

饮食要强调食物多样化、荤素搭配，不能单纯依赖个人好恶，需要综合、平衡地摄入谷薯、蔬菜、水果、禽鱼蛋奶、坚果、油脂等各类食物。补充足量的水，以白开水或淡茶水为宜，可以很好地促进新陈代谢，不喝或少喝含糖饮料。蛋白质、维生素C、维生素A、维生素E、铁、锌、硒等微量元素都是维持并提高免疫系统功能的重要营养元素。

在诸多食材中，香菇、胡萝卜、人蒜、茶、苹果等是再普通不过的食物了，但它们却被称为提高免疫力的精品，它们均具有特殊的免疫调节作用。香菇多糖具有重要的免疫药理作用，可改善机体代谢，增强免疫能力。类胡萝卜素可以协助人体免疫细胞产生抗体，多种维生素具有抑制肿瘤细胞生长的作用。

在增加有益饮食的同时，也要避免一些对机体免疫水平具有伤害的饮食。其中，尤其需要注意的是，要少吃隔夜菜、红肉、加工肉、烧烤、熏制和腌制食物，戒烟、戒酒、避免熬夜则是更加不用再啰唆的重点。

当然，除了饮食以外，我们还应该保持良好的生活习惯、运动习惯以及积极的心态，这些对于提高人体免疫力也非常重要，也是值得我们关注的内容。

“压力山大”伤害了我们的免疫功能

“竞争”“内卷”“压力”已经成为目前社会的主要问题。都说“压力就是动力”,但没有见到什么效果,见到更多的却是抑郁和焦虑,这些问题都潜移默化地影响着身体。

长期过大的压力对人体的损害有着很大的隐匿性。压力过大虽不会直接伤害身体,却能削弱先天人体免疫细胞(先天性T细胞)的功能。这个结果不久前在国际著名医学期刊 *Cell Reports* 上被刊文验证了。

先天性T细胞在正常情况下可激发强大的抗肿瘤免疫反应,不过,它们的抗肿瘤作用在压力状况下就失灵了。这主要是因为压力和焦虑会导致机体释放过多的糖皮质激素,激素则可以直接损害先天性T细胞,从而引发和加速肿瘤细胞的发生、发展和扩散。从这个角度出发,保持良好的心态,也是预防、治疗肿瘤的有效措施。

长期压力过大带给机体的影响是多方面的,会造成多器官的损害,也是导致多种疾病的主要因素,如心血管疾病、抑郁、肥胖、胃肠疾病等。

消化系统疾病。消化器官是对压力较为敏感的器官。腹痛、腹胀等消化不良症状,以及胃溃疡、十二指肠溃疡等消化道疾病都可能与压力增大相关。

心理健康问题。抑郁症最为常见,部分人员也会表现为焦虑,但其核心依旧是抑郁。

心脑血管疾病。压力增大引发的精神紧张、情绪激动会导致机体释放大量的去甲肾上腺素、肾上腺素等激素,这些激素可导致血管收缩、血压上升等,长期的后果自然是一系列心脑血管疾病的发生。心理问题和心脑血管疾病之间又互为因果,形成恶性循环。

肥胖和糖尿病。研究表明,压力增大是肥胖、糖尿病发生的幕后推手。紧张与压力可以通过脂肪酸–胰岛素–脂肪等一系列变化导致肥胖发生,从而导致人体脂肪代谢、血糖代谢以及神经免疫系统紊乱。

皮肤出现问题。皮肤对压力特别敏感，皮肤干燥、有斑点和刺痛都是典型的反应征兆。

影响乳房健康。女性乳房极易受到情绪的影响，即使乳腺癌、乳腺疾病不是单因素诱因性疾病，但是，生活和工作的压力还是可以引发机体的系列连锁反应，并且与乳腺癌的发生直接相关。

身心功能下降。机体对于压力的反应也是多种多样的，主要表现为长期处于被压抑状态，如此可以导致免疫力下降，表现出时常感冒、发热、腹泻、易怒、破坏性强、出差错概率增加、情绪压抑、情绪起伏不定、意志力不强、注意力不集中等诸多身心功能下降的表现。

面对这些情况，我们要主动学会科学地释放和减低压力的方法，以此减轻压力增大对机体的损害。

尝试采用腹式呼吸法调节身心状态是一种简便的调整模式。在安静的状态下，自然放松，微闭双目，采用深吸气、深呼气的模式进行腹式呼吸，在每一个动作节点上进行必要的停顿，调节气息。改善和集中注意力在呼吸上，排除头脑中各种杂念。

适当增加运动和体育锻炼。运动可以促进内啡肽分泌，这是降低压力反应和效应最好的主动措施。

俗话说，解铃还须系铃人，面对压力的时候，我们除了需要有一颗大心脏以外，还要对自己有一个很好的评估，包括自己的能力、压力等，从而做出正确的选择，如改变、接受还是远离。能够改善自己的心境才是处事的高手。必要的时候，与心理卫生科医生的交流也是一个很好的办法和措施。

吸烟危害的是自己和最亲近的人

“吸烟有害健康”是健康宣传中老生常谈的话了，对于吸烟的危害，我也是到了不愿再说的地步。即便是今天再提起这个话题，相信周围会有人立即说：

“某某某，抽烟喝酒一辈子，活到了九十九”“某某某，不抽烟、不喝酒，四十几岁就没有了”……面对这些话，你是不是有些无语了？

全球范围内肺癌已经成为发病率、死亡率均居于首位的恶性肿瘤，然而，吸烟不只是肺癌的主要发生原因，还是导致其他多种肿瘤和疾病的主要因素。此外的一组数据提示，我国人口占全球1/5左右，但烟草的消费却占全球的1/3左右，居全球首位。

吸烟的危害是明确的，但很多人仅仅关注吸烟者（一手烟），往往忽视了二手烟、三手烟的危害。殊不知，吸烟危害最大的就是吸烟者自己和他最亲近的人。

吸烟对吸烟者的伤害主要指的是一手烟，烟草烟雾中含有超过7000种化合物，有害物质超过百种，也包括致癌剂、促癌剂。吸烟与肺癌就如同亲戚一样，但是几乎所有常见肿瘤都与吸烟有一定关系。吸烟量越大、吸烟年限越长，罹患恶性肿瘤的风险就越高。除此之外，吸烟还会导致心血管等诸多其他系统的疾病。世界卫生组织的统计数据显示，全球每年因吸烟死亡的人数高达600万，吸烟的危害自然是毋庸置疑的。

如果说一手烟伤害的是吸烟者自己，那二手烟伤害的就是吸烟者身边最亲近的人。从烟草点燃边缘的高温区域产生的二手烟雾，其中的危害性化学成分会更多，导致的疾病危害性也更加显著。在我国，约有7.4亿人每天暴露在二手烟雾的危害之下，同时，每年约有十万人死于二手烟。因此说，二手烟正是吸烟者对自己身边最亲近的人无声的伤害。

如果说一手烟和二手烟的危害是明确的，那么，在吸烟者的周围，三手烟的危害则具有很强的隐蔽性，也最容易被人们忽视。

“三手烟”指的是吸烟者因为吸烟而导致附着在衣服、墙壁、地毯、家具甚至头发和皮肤等表面的残留烟草烟雾。三手烟中含有很多有害、有毒成分，包括氢氰酸、丁烷、甲苯、砷、铅、一氧化碳以及超过10种高度致癌的化合物，它们可以通过呼吸道吸入、消化道吸收和皮肤接触等途径进入体内。

三手烟的危害是明确的，更为关键的是，三手烟对于人类的危害侧重于儿童、婴幼儿。日常生活中，他们时常会躺着、爬行、触摸到更多的三手烟成分。而且三手烟在物品、空间中的停留时间更长，更加隐蔽，使得人们无法采取防控措施。

对于那些吸烟者，我只想说：戒烟，不要给自己任何的理由；戒烟，任何时候都不晚！

肿瘤患者食疗建议

老祖宗总结的“吃喝拉撒睡”五件大事中，吃排在了第一位，由此可以看出它的重要性。

对于肿瘤患者来说，由于肿瘤疾病的存在，或者存在着实施积极抗肿瘤治疗的需要，有关吃的学问显然更加重要和具有实际操作性的难点。人们对于肿瘤患者的饮食从来不缺少各种各样的推荐，饮食问题自然也会受到传统观念的影响，各种饮食误区也是层出不穷。

饮食和营养状态的影响，会直接促进或者加重肿瘤疾病的状态，导致患者营养不良、代谢紊乱状况加重，患者的生活质量降低，甚至影响到了生存时间。

在临床上，诸多食物和饮食是否能吃、怎么吃、如何处理、怎么配伍，在此一并说清楚。

鸡肉：鸡肉能吃，某些部位最好不吃

鸡肉是白肉中的代表，含有大量的优质蛋白质，但需要适当控制鸡肉的食用量，避免脂肪摄入过量。但是，由于鸡尖部位有毒素沉淀、病毒储存，部分鸡内脏可能含有毒性物质残留，因此建议最好不吃。

豆腐：豆腐能吃，但不宜吃多

豆腐是优质的植物蛋白质，也是肉类等动物蛋白很好的替代品。但是，豆腐中含有大量的钙质，肿瘤患者不宜吃得太多，以免引起消化不良、腹胀、结石等。

蜂王浆：乳腺癌患者不建议食用

蜂王浆本身含有丰富的昆虫性激素，其含有的脂肪酸成分还可以影响人体雌激素的分泌，会增加人体雌激素的分泌，因此乳腺癌患者不建议服用蜂王浆。

人参：能吃，具有实证、热证的患者最好不吃

人参是大补之品，肿瘤患者脾胃虚弱、免疫力低下时，可以适当补充以补脾益气，增进营养。但是，实证、热证患者不宜进补，没有体质虚弱的患者也无需进补。最好请医生看过后遵嘱服用。

西柚：服药期间绝对不能吃

西柚的果实、果汁以及复合性饮料中，均含有具备强烈抑制 CYP3A 酶能力的物质，可以直接影响抗肿瘤治疗药物的代谢。因此，不只是服用靶向药物时，在其他抗肿瘤药物使用期间，也绝对不能吃西柚。

黄鳝：能吃，热性体质患者不建议食用

黄鳝是大补类食品，在化疗期间具有辅助提升白细胞、血小板的作用，是良好的升白食物。但是，对于热性体质的患者，则需要防止大补过甚而引发其他疾病。

鱼腥草：能吃，最好不吃或少吃

鱼腥草具有清热解毒、利尿消肿的作用，作为药物，对部分肿瘤疾病，如中晚期肺癌、直肠癌有一定的辅助作用。有研究显示，鱼腥草可能与慢性肾病发生有关，所以建议最好不吃或少吃。

红酒：最好不喝

全球多项流行病学研究显示，即便是少量饮酒，对身体健康也是不利的。

白糖：能吃，最大限度地少吃

日常饮食中的白糖应该尽量少吃，建议每天摄入量控制在 50g 以下。

咸菜：能吃，但应该少吃

咸菜属于腌制品，肿瘤患者建议少吃，同时咸菜应选择腌制 1 个月以上的食用，并且做好冲洗、水煮等预处理措施，减少亚硝酸盐的残留。

火锅：能吃，建议选择清淡火锅

选择火锅汤底时，建议以清淡为宜，如老北京涮锅汤、菌菇汤底、菊花暖锅、

椰子鸡火锅，避免食用重庆火锅、四川火锅这类重油重辣的汤底。

辣椒：能吃，化疗期间尽量不吃

辣椒具有较好的调味、防病作用，但是，辣椒的刺激性会增加肿瘤患者在化疗期间的胃肠道反应，增加胃肠道负担，加重不良反应。

羊肉：少吃

羊肉作为红肉中的一种，含有大量的饱和脂肪酸，分解后可能产生促进肿瘤发生的有害物质。红肉每周的食用量不应超过300g。

螃蟹：能吃，注意海鲜过敏

螃蟹含有丰富、优质的蛋白质，但是海鲜过敏、胃肠道功能不好的患者应尽量少吃。

午餐肉：不能吃

午餐肉属于加工肉范畴，是指经过盐渍、风干、烟熏或其他处理以提升口感或延长保存时间的任何肉类，包括热狗、午餐肉、腊肠等。加工肉在一定程度上具有导致肿瘤发生的可能，应避免摄入。

金针菇：能吃，一定要煮熟

金针菇可以抑制肿瘤细胞的生长，具有明显的抗癌作用，金针菇中的多糖类物质，有很好的免疫改善作用。金针菇还具有降低身体过度疲劳，增强机体运动负荷的作用。

豆腐泡：能吃，不宜多吃

豆腐泡中含有丰富的蛋白质，饮食中不宜一次食用太多，防止产生蛋白质消化不良的症状，此外，豆腐泡作为高温油炸食品，也需限制食用。

白萝卜：能吃，但不能与补气中药同时食用

白萝卜可以刺激肠蠕动，具有调理脾胃、通气润肠、清肺火、促消化的功效。白萝卜会削弱补气中药，如人参、西洋参、黄芪、何首乌等的功效，使用中需要避免同时使用。

草鱼：能吃，不宜大量食用

鱼类属于白肉，含有丰富的不饱和脂肪酸和各种微量元素，肉质嫩而不腻，具有开胃、滋补的作用，对肿瘤患者有较好的康复作用。但是，草鱼容易引发疥疮，还会加重经期女性的水肿状态，故不宜大量食用。

香菜：能吃，尽量少吃

存在皮疹、风团、荨麻疹的肿瘤患者应该禁食香菜。有胃肠疾病、虚弱疲乏的肿瘤患者也应该少吃。

牛肉：能吃，但要少吃

牛肉是红肉，含有丰富的蛋白质。牛肉是优质营养物质的有效补充。建议控制食用数量，每周不超过500g，采用炖煮、蒸等烹调方式比较适宜。

灵芝孢子粉：能吃，只是一种保健效果，无抗癌功效

灵芝孢子粉具有增强免疫、强化肝脾等保健功能。使用时也只是辅助手段，不可盲目扩大其治疗效应，更不能替代正规治疗。此外，经济承受能力也是重要的参考因素。

牛奶：能喝

牛奶中含有丰富的营养物质，是肿瘤患者治疗、术后、康复期间的有益饮品。

石榴：能吃，胃酸过多的人少吃

石榴有助于抵抗人体炎症和氧自由基的破坏作用，是增强免疫力的佳品。胃酸过多的患者需注意限制食用，并且最好不要空腹食用。

大蒜：能吃，不宜过多生吃

大蒜也是很好的调味品，大蒜素具有较好的消灭细菌、病毒的作用，大蒜中的硒元素也具有预防肿瘤复发、转移的作用。但大蒜的刺激性也很明显，所以在疾病治疗期间不建议多吃。

糯米：能吃

糯米中含有丰富的蛋白质、脂肪、维生素 B_1、维生素 B_2、烟酸及淀粉等，营养丰富，具有补中益气、健脾养胃的功效。

韭菜：能吃

韭菜中含有丰富的维生素 C 和胡萝卜素，韭菜性温，具有温肾助阳、益脾健胃、解毒养肝的功效，其中大量的膳食纤维还具有促进肠道蠕动、有效预防习惯性便秘的作用。

泥鳅：能吃

泥鳅中含有丰富的优质蛋白质、维生素、烟酸、铁、钙等，特别适合身体虚弱、营养不良的肿瘤患者。泥鳅还具有提升化疗期间白细胞的功能，能够减轻或治疗相关性副作用。

高丽参：能吃，但要注意因人而异

高丽参分为朝鲜红参和韩国红参，均适用于体虚患者。但是不可长时间、大剂量服用，治疗中发生感冒或其他疾病时需要停用。

核桃：能吃

核桃能够缓解肠道微生物群来源的继发性胆汁酸，降低低密度脂蛋白水平，对心脏、胃肠、代谢均有益处。核桃属于高热量、高脂肪食物，不可一次性进食过多。建议每天摄取约 25g。

鸭肉：能吃，腹泻患者不能吃

鸭肉中的蛋白质含量比畜肉高得多，还具有降低胆固醇的作用，气血不足、身体虚弱的患者可以适量食用。但是，鸭肉性凉，具有利水消肿的作用，所以脾胃虚弱、经常腹泻者需慎用，不建议吃。

虾：能吃

虾含有非常丰富的蛋白质，脂肪含量低，是优质的健康营养食品。

海参：能吃

海参是优质的蛋白质，能提高机体免疫功能和抗病能力，也可以提高放化疗耐受性，减少术后感染，加速伤口愈合，并有效地补充营养。但肾脏功能不好、脾胃虚弱者需要慎用，此外，海参不可以与山楂、葡萄同食。

西兰花：能吃

西兰花具有明显的抗癌、防癌功效。在烹调过程中以隔水蒸为主，控制温度在100℃以内，西兰花变成亮绿色时抗肿瘤作用最强。

橙子：能吃

肿瘤患者吃橙子大有好处。吃橙子需要避免在饭前、空腹时吃，以减少橙子中的有机酸对胃黏膜的刺激。吃橙子前后1小时内避免喝牛奶，以免影响消化吸收。

酵素：能吃

酵素可以改善人体的消化吸收功能，对抗肿瘤治疗期间发生的身体机能衰弱，因药物副作用而出现的便秘、消化不良等症状具有改善作用，更加适合消化不良、便秘等症状。

生姜：能吃，不要过量

生姜具有很好的止呕作用，对于抗肿瘤治疗所致的呕吐具有一定的缓解作用，生姜适合虚寒体质、偏寒体质患者使用。晚上吃生姜会影响肿瘤患者的睡眠，燥热体质也建议少吃。

阿胶：能吃，要适量

阿胶具有补血、增强免疫力、抗辐射的作用，适宜身体虚弱的肿瘤患者食用，有利于身体恢复，有增加气血的作用。但是，没有明显贫血表现的患者可以不使用。

雪蛤：乳腺癌患者不能吃

雪蛤中含有大量的蛋白质、氨基酸，是美容养颜佳品，也适用于身体虚弱、病后需调、精神不足的患者。雪蛤是林蛙的输卵管成分，含有雌二醇等激素类物质，具有同化激素作用，因此不适合乳腺癌患者食用。

鱼油：能吃

鱼油能促进肿瘤细胞凋亡，发挥抗肿瘤作用，强化患者免疫功能，有助于缓解肿瘤患者的恶病质症状，减少体重丢失。

藜麦：能吃

藜麦的蛋白质含量高于大多数谷物，有助于促进肠道蠕动，是需要控制体重的肿瘤患者的良好主食来源。

柠檬：能吃，但不宜长期使用

肿瘤患者在治疗期间，胃肠道功能差，食欲低下，可以适当使用柠檬烹调食物，提升食欲。柠檬不适合长期、过多食用，避免导致脾胃受损，也不建议太早或太晚食用，防止胃酸分泌过多出现反胃的现象。

海带：能吃

海带含有大量的钙和胶质，对放射性物质有特别的亲和力，可以吸附放射性物质，减少放射性物质在体内积聚、损害，防止细胞损害或诱发细胞癌变。海带中含有的钙，可以抑制脂肪酸和胆酸对肠黏膜的不良刺激，具有预防癌细胞的作用。海带在食用过程中要注意适量，食用前应先用水漂洗干净。

竹笋：能吃

竹笋中的蛋白质成分比较优越，符合肿瘤患者对蛋白质的需求。竹笋中粗纤维含量丰富，难以消化，故不宜空腹或单独食用。

洋葱：能吃

洋葱有助于降血压、预防血栓形成。洋葱作为一种抗氧化剂，能消除体内的自由基，增强细胞的活力和代谢能力，抑制癌细胞的活性，阻止癌细胞生长。肿瘤患者吃洋葱是大有好处的。

燕窝：慎吃，适量食用

燕窝可以增强免疫系统，起到润肺、化痰止咳的功效。抗肿瘤治疗的肿瘤患者食用可以使细胞进行再生修复，增强对放射损害的抵御能力，从而达到提升健康的功效。燕窝属于高档补品，不建议肿瘤患者长期、大量食用，以防机体食用后适得其反。

莴笋：能吃

莴笋叶的营养成分含量远高于茎，所以吃莴笋的时候别丢弃叶子。莴笋的茎叶中含有莴苣素，其味苦，它可以刺激胃液分泌、促进消化、增进食欲，对于没有食欲的肿瘤患者可以起到促进食欲的作用。莴笋在食用过程中不能与乳酪同时食用，避免发生消化不良，腹痛、腹泻等。

芋头：能吃，必须熟透

芋头中含有一种黏液蛋白，进食后可以产生免疫球蛋白，提高机体抵抗力。因此，芋头对肿瘤细胞具有抑制消解作用，是防治肿瘤的有益食品。生芋头有微毒，进食时必须保证熟透。

蘑菇：能吃

蘑菇中含有的多糖体是抗癌活性物质，可以促进抗体形成，使机体对肿瘤产生免疫能力，抑制肿瘤细胞的生长。蘑菇滋阴、益气、健脾，可以减轻化疗等治疗手段带来的毒副作用。

墨鱼：能吃，但要适量食用

墨鱼虽然能吃，但是脾胃虚寒的人应少吃；高血脂、高胆固醇血症、动脉硬化等心血管病及肝病患者应慎食；患有湿疹、荨麻疹、痛风、肾脏病、糖尿病、易过敏等疾病的人忌食。

火龙果：能吃，寒性体质者不宜多吃

要避免空腹食用，且不可大量食用，以免引起腹泻等不良后果。糖尿病患者应少食火龙果，气郁体质、痰湿体质、瘀血体质的人群也要避免多吃，有便秘症状的患者食用火龙果可以缓解便秘症状。

葡萄：能吃

葡萄皮中的白藜芦醇（一种抗癌微量元素）具有极强的抗氧化作用。葡萄

中含有的丰富的维生素、氨基酸和果酸都是肿瘤患者需要的营养成分。

黑米：能吃

黑米外部有比较坚韧的种皮，不易煮烂，比较难消化，消化功能下降或不良者不建议多吃。

薏米：能吃，有健脾益胃的功效

薏米中含有薏苡仁乙醇和薏苡仁丙酮，具有一定的抗癌效果。薏米中的营养成分不容易消化，所以建议患者适量食用。脾虚的患者在冬季可以将薏米炒熟后泡水喝。

燕麦：能吃

燕麦富含膳食纤维，能促进肠胃蠕动，适合便秘患者食用。燕麦营养丰富，但不容易消化，应坚持“少量、经常”原则，每天食用量以40g为最佳，老人还应更少。

菠菜：能吃

菠菜可促进消化，对便秘患者大有益处。菠菜的营养价值较高，但是肾炎、肾结石、胃肠虚寒、腹泻者忌食。

芹菜：能吃

芹菜具有润肺止咳、解毒宣肺、清肠利便的功效。还可以增加食欲，对改善食欲是一个不错的选择。

紫薯：能吃

紫薯中高含量的膳食纤维有促进胃肠蠕动、预防便秘和结直肠癌的作用。紫薯不宜和柿子、西红柿一起食用，否则会引发腹痛、腹泻、消化不良等不适反应，严重时可能出现胃肠出血、胃溃疡。

银耳：能吃，有益处，但出血或咳血的患者慎食

银耳中含有硒，可以有效抑制癌细胞在动物体内发生转移。银耳的膳食纤维素也很丰富，可以促进胃肠蠕动，所以建议便秘患者食用。虽然银耳营养价

值很高,但是具有出血表现和倾向的患者需慎用。

冬枣：能吃

冬枣富含大量的膳食纤维,有利于肠道的疏通,对防止便秘能起到非常好的作用,同时还能补气血、健脾胃,对病后体质虚弱补血大有益处。

李子：能吃

李子味酸,能促进胃酸和胃消化酶的分泌,并能促进胃肠蠕动,可以改善食欲,促进消化。另外还有止咳祛痰的作用,同时可加快肠道蠕动,促进干燥的大便排出,这对久咳不止或被便秘困扰的患者有益处。李子中果酸含量较高,多食伤脾胃,胃病、溃疡、急慢性胃肠炎患者忌食。

三文鱼：能吃

三文鱼中的脂肪酸可以提升免疫细胞,预防细胞突变,降低罹患癌症的概率。三文鱼中还含有虾红素,可以清除人体中的自由基,对抗脑部和中枢神经系统方面的氧化,从而预防癌症的发生。三文鱼的营养价值很高,但是过敏体质、痛风、高血压患者及孕妇忌食生三文鱼。

咖啡：能喝

多项研究发现,咖啡能降低结肠癌、肝癌、乳腺癌等癌症的发病风险和复发率。咖啡因和咖啡酸能导致细胞周期进展受阻和增强细胞死亡,加强他莫昔芬的治疗效果。咖啡因与药物之间的相互作用尚不能明确,最简单的方式就是,正在服药的患者最好不喝。

山药：能吃

山药中含有的多巴胺,具有扩张血管、改善血液循环的功能。山药的收涩作用会减少大肠的润滑液,有便秘的患者不建议多吃。

牡蛎：能吃，体质虚寒、腹泻的患者不宜多吃

牡蛎尤其适合放化疗后需要补虚的肿瘤患者。不过,牡蛎作为味道鲜美、营养丰富的水产品,体质虚寒、腹泻的患者不宜多吃,每次进食量约50g即可。

乌鸡：能吃

乌鸡是名副其实的高蛋白低脂肪食物，是补虚劳、养身体的佳品。在饮食中建议喝汤的同时也要吃乌鸡肉。

鹌鹑蛋：能吃

鹌鹑蛋的营养价值几乎是鸡蛋的3倍，具有补肾益气、强健腰膝的作用，是一种滋补妙品。它还具有缓解失眠的功效，对存在神经衰弱、睡眠障碍的患者有辅助作用。鹌鹑蛋的胆固醇含量非常高，肥胖、高血压、高胆固醇、高血脂的患者不宜多吃。

榴梿：能吃

榴梿适用于身体虚弱、缺乏食欲、免疫力低下的肿瘤患者。榴梿性热，虽然好吃却不可一次吃得太多，每次约100g。阴虚燥热、肾病、心血管疾病的患者慎吃，以免给身体造成负担。

豆腐乳：能吃

豆腐乳属于发酵类食品，保存不当很容易造成细菌污染，对患者的胃肠道健康不利。而腌制过的一块10g左右的豆腐乳，含盐量为1g，吃多了容易使摄盐量超标。

红枣：能吃

肿瘤患者放化疗后常出现白细胞降低、贫血等骨髓抑制的症状。药理研究发现，红枣能促进白细胞的生成，提高血清白蛋白的功效，以红枣为食材的“五红汤”具有补充气血、升高白细胞的食疗作用。

说说甲醛的那些事

“家具、装修材料中危害最大的污染物。”

“无良商家为了使水产品长久保鲜而使用的违规防腐剂。”

“搬进新装修住宅的孩子患上了白血病。”

看到这些话题以后，相信大家的脑海里会不约而同地显示出一个名称，那就是“甲醛”。对于甲醛危害的讨论，是居家生活中最为常见的，网络上，我们也时常可以看到很多祛除甲醛的妙招，这些内容都靠谱吗？今天，我要告诉你一些关于甲醛你不知道的内容。

甲醛，又称蚁醛，是一种无色、具有刺激性、常温下表现为气体的有机化合物。甲醛对人的眼睛、鼻子等器官具有突出、明显的刺激作用。甲醛易溶于水、乙醚和乙醇，在水溶液中的浓度最高可以达到55%，一般情况下其浓度为35%~40%，通常为37%左右，这种水溶液有一个耳熟能详的名字——福尔马林。

说到甲醛的毒性作用，在急性毒性反应过程中，主要表现为甲醛对皮肤、黏膜的刺激作用，当然还包括引发呼吸道的其他不适反应。对于那些长期接触甲醛的人员，尤其是那些长期接触低剂量甲醛的人员，其慢性损害的危害性更大，会降低机体的呼吸系统、神经系统和免疫系统功能，对其他系统也会引发毒性作用，导致全身多种组织、器官的不适反应，包括慢性呼吸系统疾病、月经紊乱、妊娠综合征、新生儿染色体异常等，也可以导致青少年记忆力和智力下降等问题。

致突变、致癌性是甲醛较为突出的毒性反应，甲醛能导致基因突变、染色体损伤，与其他化合物联合作用可以导致毒性增强。2017年10月27日，甲醛被世界卫生组织国际癌症研究机构公布为1类致癌物。甲醛具有明确的动物致癌作用，研究表明，长期接触甲醛的工作人员、人群可以引发鼻咽癌、血液系统疾病、淋巴瘤、结直肠癌、颅脑肿瘤等疾病。

如此说来，所谓甲醛的致突变、致癌性作用特点，与甲醛的浓度、接触时间等多种因素直接有关。这就是我们平时所说的不能单纯脱离剂量说作用、效应的意思。长时间接触甲醛才是增加致癌风险更加关键的因素。对于那些长期暴露在高水平甲醛环境中的工人，如石油工业、化学工业、制革、制鞋业的工人，其罹患恶性肿瘤的发生率明显升高。

与之对应的，对于居家的市民而言，室内装修和购置家具所导致的甲醛超标是否也是导致家人发生恶性肿瘤或者白血病的主要因素，成为普通百姓最为关心的问题。目前的研究表明，甲醛虽然是室内装修中最常见的污染物，但是没有研究能够证实家庭中的甲醛超标和白血病之间有着直接的关系。这也显然有别于因为生产、工作环境中发生的高浓度、长时间的甲醛接触而诱发白血病的直接因果关系。

即便如此，在日常生活中，家庭装饰、装修和家具带给我们的污染却是真实存在的，而且这样的污染也绝非仅有甲醛一种，还包括苯、甲苯、二甲苯、苯乙烯、氨、氡气等，这些污染物的作用无疑是导致恶性肿瘤发生的综合性原因之一，在这里，我们几乎无法去强调其中的一种成分，尤其是多种成分相互作用、相互促进的危险更大，危害性更高。

说说祛除甲醛的那些办法

一说到甲醛，大家就会想起它对人的眼睛、鼻子等器官所产生的突出、明显的刺激作用。除此之外，甲醛对多系统组织、器官的危害，尤其是它所具有的致突变、致癌性也是最容易被大家所忌惮的主要危害性。

甲醛既然有着这么多的危害性，那么，在我们的日常生活中，如何才能很好地采取一些简单、有效的方法祛除甲醛？这也是所有人关心的问题。

通风法

甲醛在常温状态下表现为气体状态，通风法则不必过于解释，也就是通过空气的流动，将有害气体排到室外，这是一种简单、有效的方法。不足之处则是，家装和建材中的甲醛向外释放周期较长，一般需要 3～15 年。因此，百姓中传言的新房装修后通风半年，或者是将新房空置 3 年即可以达到安全状态的说法，显然是不正确的。看来，单纯依靠通风的方法还达不到我们理想中的要求。

空气净化器

空气净化器具有很好的除甲醛效应，其原理从其名称上也很好理解。从本质上来说，空气净化器只是起到一种辅助性、补救性的祛除甲醛的作用，对于那些室内空气已经存在污染的情况，空气净化器可以在一定程度上减轻污染的程度，但并不意味着能从根本上消除空气污染。此外，空气净化器的“净化效率”计算都是在实验室完成的，是在排除持续污染源的情况下测量所得，这就是说，这些数据都是在满足特定条件下所测量、获得的。在实际使用中，实际的净化效率总是不如厂家的宣传也就比较好理解了。

光触媒法

所谓的光触媒法祛除甲醛，主要是指利用光触媒在光的照射下，产生的类似光合作用的光催化反应的机理，从而产生具有氧化能力的自由氢氧基和活性氧，具有很强的光氧化还原功能，可以氧化分解各种有机化合物和部分无机物，这样除了可以达到清除甲醛的目的以外，还具有杀菌、除臭、防霉、防污自洁、净化空气等多种功能。

负离子净化法

负离子净化法是一种利用负离子对空气进行净化的方法。负离子是指带有负电荷的氧分子，它可以通过各种方式产生，如电离、辐射、雷电等，由于负离子在空气中具有很强的活性，因此，可以与空气中的有害物质发生化学反应，从而达到空气净化的目的。装修新房时，在室内增加负氧离子含量是去除装修异味的有效手段。

二氧化氯

二氧化氯是一种具有漂白、消毒等诸多作用的无机化合物，世界卫生组织和世界粮食组织已将它列为 A1 级安全、高效的消毒剂。除了具有祛除甲醛作用以外，在实践应用中，二氧化氯可谓是化合物中的“三好学生”，它具有无致癌、无致畸、无致突变性的“无三致”作用，同时还具有广谱、高效、快速的“有三效”效应，以及除臭、保鲜、除藻、漂白等奇特功能。

植物源祛除法

植物源空气净化喷雾为萜类化合物，具有广泛的生物活性，也是天然的消除甲醛的植物成分。丹参酮是我国传统中药丹参中的主要脂溶性活性成分，也是国人研究、开发的具有祛除甲醛作用的植物源。

植物净化

室内摆放绿植也具有一定的防甲醛、防辐射、净化空气的作用，常用的植物包括龟背竹、虎尾兰、芦荟、红豆杉属等。

说到祛除甲醛的方法，也许你还会说食醋熏蒸法也是民间的一个伟大发明。但是，食醋属于酸性物质，有微弱中和空气中氨气的作用，不具备和甲醛等其他有害成分发生反应的作用。至于部分人坚信不疑的橘子、菠萝、洋葱等吸附甲醛的方法，只能说它是一种掩耳盗铃的荒谬的做法。虽说室内的装修味道小了，那也仅仅是因为水果和洋葱的味道把甲醛的味道掩盖住了而已。

肿瘤患者吃肉也有说法

“谁不吃点肉，谁不喝点酒”这可是老百姓在日常生活中对于吃肉的最好评价。能吃上肉也是某个特殊时期人们对美好生活的向往和标准。如今，我们的生活水平已经得到了很大的提高，猪肉、牛肉、羊肉已经成为餐桌上的常客。不仅如此，丰富多样的鸡、鸭、鹅、兔、鸽子等肉类也成了常客，是我们日常肉类补充的主要来源。

对于肿瘤患者来说，蛋白质尤其是优质蛋白质的补充是改善患者身体状态、纠正患者营养状态的主要措施。在日常饮食中，我们在强调以肉类为代表的蛋白质饮食、摄入的同时，还需要对各种肉类的特殊性进行系统的了解，把吃肉变成一个科学的问题,吃得更加讲究,吃得更加精细。

鸡肉

很多人认为鸡肉不能吃的原因是鸡肉属于“发物”。发物指的是容易诱发或加重某些疾病的食物,我国民间有身患肿瘤以后不能吃发物的说法,否则会加重病情。实际上,发物与疾病进展之间并没有什么明确的科学依据,不仅如此,很多发物还是营养极好的食物,更是优质蛋白的补充来源。鸡肉中含有大量优质蛋白,极其容易被人体消化吸收,利用率极高。鸡肉中还富含多种维生素以及磷、铁、铜、锌等微量元素。鸡肉虽好,但是却不建议吃鸡翅尖、鸡尾,鸡翅尖可能有毒素沉积,而鸡尾则含有一些病原体和代谢废物,此外,鸡内脏中胆固醇含量极高,也需要谨慎摄入。

鸭肉

中医认为鸭肉具有滋阴补血、利水消肿的功效,适合气血不足、阴虚内热或有水肿症状的患者食用,因此,鸭肉是温补的极好食物选择。鸭肉中的蛋白质含量高,且饱和脂肪酸比猪肉、羊肉均少,具有很高的营养价值。但是,鸭肉偏凉性,脾胃虚弱、容易腹泻的患者则需要尽量少吃。

鹅肉

鹅肉的蛋白质含量比鸡、鸭、猪、牛肉都高,且胆固醇含量低,人体吸收利用率高,也比较适合肿瘤患者食用,有助于改善营养状况,提高免疫力。同样,鹅肉性质偏寒,也会引发消化不良、腹痛、腹泻等不适反应,因此,不建议一次性食用太多。

猪肉

猪肉是我们补充蛋白质、脂肪、铁、钙等营养元素的常见食物来源,也十分适合肿瘤患者的营养补充。猪肉、猪肝、猪血也是很好的补血原料,有助于预防和改善贫血。猪肉作为红肉的代表,对于肿瘤患者来说每周的摄入量最好不超过300g,每天摄入禽畜肉40~75g。由于猪肉的饱和脂肪酸比较高,最好不作为肉类的首选,即便是选择,也是建议只吃瘦猪肉,而且,每天限制在30g左右为宜。

羊肉

羊肉富含优质蛋白和维生素，免疫低下、身体虚弱的患者食用羊肉有助于免疫增健，促进体能恢复。尤其是在寒冷的冬季，喝一碗热热的羊肉汤，不仅能增强人体的御寒能力，还可以补益脾肾、开胃养身。由于羊肉中的饱和脂肪含量较高，因此需控制摄入量。此外，羊肉属于大热食物，湿热体质、阴虚体质或者已经上火的人不宜吃羊肉，有出血、感染迹象的患者最好也不要吃。

牛肉

牛肉中的蛋白质含量高达20%，且含有多种人体必需的氨基酸和铁等微量元素，是优质蛋白的来源，有利于术后补血、修复机体、减轻骨髓抑制等。牛肉具有补中益气、健脾养胃、强筋健骨的功效，特别适宜体虚气短、病弱贫血的患者食用。但是，牛肉也属于红肉范畴，所以也不建议吃得太多。

兔肉

兔肉中的脂肪与胆固醇含量非常少，而且含有丰富的卵磷脂，以及人体易缺乏的赖氨酸、色氨酸。相比于其他肉类，兔肉的消化率较高，易于被消化吸收，因此，兔肉一直有荤中之素、保健肉的美名。但是，兔肉属于凉性食物，脾胃虚寒、腹泻、便溏的患者需要谨慎食用，不宜多吃。

鸽肉

鸽肉是一种营养丰富的滋补品，属于高蛋白、低脂肪的食物，还含有较多的维生素以及钙、镁、铜等微量元素，具有益气补血、强身健体的功效。身体虚弱的肿瘤患者可以适当吃鸽肉、喝鸽汤，对于提高免疫力、促进康复有一定作用。另外，鸽肉性平，因此也很适合肠胃不好、消化功能差的患者食用。

多喝水能减轻化疗毒副作用

在抗肿瘤治疗的诸多方法中，化疗也算得上是最为经典的老前辈了，更是被肿瘤界称为抗肿瘤治疗的基石。

在化疗药物使用过程中，很多人总是习惯性地称之为“杀敌一千，自损八百”。虽然这样的说法有一定的偏颇，但是，这也足以说明化疗药物在使用过程中所产生的不良反应会成为限制患者治疗、使用的主要原因之一。

随着科技的发展，抗肿瘤新药、辅助药物不断涌现，逐渐成为肿瘤治疗的新手段。在化疗药物使用过程中的辅助药物更是为肿瘤化疗起到了保驾护航的作用，如我们熟知的升白细胞药物、止吐药物。也正是因为有了这些治疗药物和辅助药物，才使得目前肿瘤内科治疗的前景有了很大的变化，患者的治疗也不再那么辛苦，不再那样冒着风险进行。

在有着这样一些好药的情况下，部分肿瘤内科的医生们还会有一些自己处理患者不良反应的小窍门。比如最近来就诊的李老伯就发现自己同病房里正在接受化疗的病友们，时常被医生们询问“化疗期间每天喝了多少水”，有的医生还说：“化疗期间多喝一杯水，胜过多吃一片药”。对于这些询问，老李产生了疑惑，难不成喝水也能治疗肿瘤，还是可以减轻化疗期间的毒副反应？

化疗期间嘱咐患者多喝水，说起来还真的是有它的道理。众所周知，化疗药物又被称为细胞毒性药物，这样就可以把它想成是毒杀肿瘤细胞的“毒药”，或者是针对肿瘤细胞生长过程中的某个环节而设置的，也是具有不同作用特点的治疗药物。然而，这样的药物在毒杀肿瘤细胞的同时也会产生广泛的其他多器官毒性反应，这些毒性反应就是药物在使用期间需要最大限度避免的，也成为临床医生们千方百计减轻药物毒副反应的关键所在。

化疗药物在使用过程中，强调的是药物的使用剂量、浓度，以及药物与肿瘤之间相互作用的时间。简单地说，化疗药物的剂量浓度越高，与肿瘤细胞之间的接触时间越长，其产生的杀伤肿瘤细胞的作用就会越明显。有研究显示，部分肿瘤药物的浓度提高1倍，其杀伤肿瘤细胞的作用就会提高10倍。但是，提高药物的使用剂量，从而达到提高药物浓度的方法还是有限的，治疗药物毕竟是一种细胞毒性药物，此外，长时间的接触也会伤及黏膜上皮、骨髓等组织器官。

面对这样的问题，临床上多数情况下会采用短时间内大剂量药物一次性冲击治疗的模式，获得一个有效的高峰浓度杀伤肿瘤细胞。随着时间的延长，待药物浓度下降以后，再给予措施快速地增加药物排泄，用这样的方法来降低药物在低浓度状态下杀伤肿瘤细胞作用不强，却可以引发不良反应发生的窘态。

就拿日常治疗中常用的顺铂来说，药物经过静脉给药以后，在体内迅速吸收，分布于组织、器官之中直接发挥抗肿瘤作用。但是，顺铂在体内的消除相对较为缓慢，而且主要经过肾脏排泄，正常情况下，给药后5d之内可以从尿液中排出80%左右，少量可以由胆道排出。这也是导致药物性毒副反应发生的主要原因，除了会引发恶心、呕吐等消化反应以外，还会引发耳鸣、高频听力下降、运动功能失调、肌痛、上下肢感觉异常等反应，最为关键的是会导致肾功能障碍、肾小管坏死、无尿和尿毒症等情况的发生。

面对这些问题，临床上在药物应用的时候，尤其是单次用药量较大的时候，一般会鼓励患者在治疗之前，给药以后都进行充分的、大量的“水化治疗”，这样就可以很好地减少由顺铂所带来的药物毒性反应的发生。这里所说的“水化治疗”，就是我们常说的治疗期间嘱咐患者大量喝水或者是进行静脉补充液体输注的模式。一般建议每天补充水量需要达到2000～3000mL，也就是2～3kg的样子。这样就会最大程度地降低药物在肾脏局部的药物浓度，最大限度地增加药物的代谢、排泄速度，减少药物在体内的蓄积量，从而达到减轻药物毒副反应的作用。

肿瘤手术后出现复发转移的原因何在？

在恶性肿瘤的治疗过程中，手术切除的作用和地位可谓不可撼动，其主要原因是“外科手术治疗是目前唯一可能使恶性肿瘤获得治愈的治疗手段”。

听到这个说法,肯定有人会说:“手术切除治疗的疗效也不尽如此吧”“为什么有些人刚刚手术治疗不久,就发生了肿瘤复发或者转移”。面对这些情况,也许有人会质疑“这是不是治疗方法选择上的问题”,还是“手术切除的范围不够”,或者是“外科医生的水平问题”,或者还有其他的原因?

应该说,复发、转移是恶性肿瘤所特有的细胞生物学行为特点。也正是因为如此,恶性肿瘤在手术治疗的过程中,着重强调的是要将恶性肿瘤全部切除,还要保留出与周围组织足够的安全范围,同时还要完整地切除肿瘤引流区域的淋巴结。手术过程中要保证对正常组织的保护,减少肿瘤种植、播散的机会,这些要求都是外科治疗的最基本原则。在围手术治疗期间,肿瘤治疗还要采取多种与之适合的综合治疗措施,从而改善治疗预后,保证达到临床治愈的目的。

外科手术治疗过程中虽然具有了上述的原则和注意事项,但是,肿瘤患者手术治疗以后还是会出现复发、转移等情况,应该说其原因也是多种多样的,主要包括以下方面。

肿瘤本身的性质、特征

不同肿瘤的病理组织学特点决定了不同的细胞生物学特点,对于甲状腺癌这样的分化程度高、恶性程度相对较低,生物学行为较好的肿瘤来说,手术治疗以后较少会发生复发、转移。与之相对的,像胃癌、肝癌这种分化程度低、恶性程度高的肿瘤,其生长迅速、侵袭性强,术后就极其容易发生复发、转移。肿瘤的生物学行为是决定肿瘤特征的主要因素,因此对于那些低分化、恶性程度高的肿瘤来说,实施手术治疗以后则建议有针对性地、有计划地配合化疗、放疗等综合治疗措施,以此最大限度地减少复发、转移的机会。

术前已经发生了转移

手术治疗是一种局部治疗的手段,主要的目的就是切除肿瘤病灶,因此,肿瘤患者在进行手术治疗之前,都需要进行全面的术前检查,这样的检查主要是为了确定肿瘤的临床分期、疾病状况,同时也为实施诊疗决策提供依据。对于早期肿瘤而言,术前发生肿瘤转移的概率、细胞数量均较少,手术切除局部肿瘤以后,借助其他的辅助治疗完全可以杀灭那些具有潜在转移能力的肿瘤细胞,这样也就达到了肿瘤根治的目的和效果。而对于部分中晚期患者来说,虽然肿瘤未发生可见的、广泛性的转移,但是,其潜在的肿瘤转移还是存在的,对于这些患者来说，此时即便是实施了手术治疗，也无法达到肿瘤完全被切除的目的，术后自然就复发、转移了。

非根治性手术切除

恶性肿瘤的手术切除有着特有的原则，主要包括完整地切除恶性肿瘤病灶，保留出与周围组织足够的安全范围，同时还要完整地切除肿瘤引流区域的淋巴结，这样的手术模式则被称为根治性肿瘤切除术。在真实的临床实践中，当部分肿瘤的体积较大，或者是肿瘤已经直接侵袭到周围组织、器官，或者已经伴有局部淋巴结转移的时候，此时“完整”“根治”切除肿瘤的难度极大，如果过分追求手术切除，则会伤及周围更大范围的重要组织、器官。因此，在部分肿瘤手术治疗过程中，兼顾重要组织、器官的功能，限制切除范围是需要考虑的问题，这样的情况势必会造成肿瘤组织切除得不完全，或者有残留存在，自然也就成为肿瘤复发、转移的基础。对于这部分患者来说，术后实施的其他补救治疗措施效果不满意，出现复发、转移也就不奇怪了。

肿瘤综合治疗

近年来，尤其是近20年来，随着科学技术的发展，肿瘤诊疗领域也发生了巨大的变化。尤其是新的诊疗技术、各种类型的新药上市，再加上国际性、规范化的循证医学诊疗模式，恶性肿瘤的诊疗方式已经发展成为包括手术治疗、化疗、放疗、靶向治疗、免疫治疗、介入治疗、传统医药等多种治疗手段的多学科综合治疗。在疾病的治疗过程中，肿瘤疾病综合诊疗理念已经成为诊疗的主要内容。尤其是会根据不同的疾病、病理、肿瘤分期、基因状态和患者状态而实施的不同治疗，可以获得最大的治疗效益。此时的手术治疗也仅仅是肿瘤综合治疗措施中的一项内容，或者是局部治疗的手段。综合治疗的缺失或者不足，自然是发生肿瘤复发、转移的主要原因。反之则是有效的预防措施和治疗疗效的保障。

机体免疫状态

机体的免疫状态和免疫水平是维持机体正常组织、器官功能、代谢、微环境平衡稳定的主要因素。免疫抑制、机体免疫水平低下是引发肿瘤的主要原因，也是术后免疫监控、杀伤转移细胞、清除突变细胞的主要措施。而肿瘤患者的身体免疫状态受到自身因素、肿瘤性因素、治疗性因素等作用和影响的时候，自然就会导致身体的免疫水平下降，缺乏术后的免疫监控过程，成为导致术后复发、转移的主要因素之一。

肿瘤术后的复发、转移是恶性肿瘤患者在术后防治工作中的主要内容。所以患者及家属在实施常规疾病诊疗的同时，还要改变不良的生活习惯、改善工作生活环境、调节心身状态。实施规范的定期随访、复查，最大限度地降低肿瘤复发、转移的条件，规范的随诊又使肿瘤随诊中再次早期发现、早期诊断、早期治疗恶性肿瘤成为可能。

恶性肿瘤可以变成慢性病

说到恶性肿瘤，很多人的脑海中立即就会浮现出“不治之症”“疼痛”“消瘦”“化疗”“恶心呕吐”“死亡”等词语。此时，我再说到“慢性病”“疾病预防”“筛查”“循证诊疗”“四早”“综合治疗”“MDT”“康复”等词汇的时候，你会把它们与恶性肿瘤联系到一起吗？

其实，我刚才所说的全部词汇都是与恶性肿瘤直接、间接相关的内容，只是这些词汇表现在人们抗肿瘤治疗的不同时期，这期间的差距也就是二三十年的工夫。在今天看来，恶性肿瘤的预防、诊疗、康复、预后已经发生了翻天覆地的变化，也到了该给恶性肿瘤正名的时候了。

在现代社会中，高血压、糖尿病等疾病的发生已经司空见惯了，当患者被告知患了高血压、糖尿病等疾病的时候，大家虽然也知道这些疾病都无法获得治愈，需要长期甚至是终身采用药物进行干预和治疗，以此获得临床症状的改善，但是，人们对这些疾病的接受程度也较高。

与之相对，当有患者被告知确诊恶性肿瘤的时候，相信此时心理素质再好的患者也很难平复自己的心情。即便我们告诉患者，在你未来的抗肿瘤治疗中，你只需要每天口服一片靶向治疗药物，而不需要再进行手术、化疗、放射治疗等其他抗肿瘤干预、治疗措施的时候，相信，此时此刻你的心情一定不会像听到高血压、糖尿病那样的淡定。

出现如此反差情况的原因，主要还是大家对于各种疾病的理解问题，同时对于疾病诊断、治疗、预后等方面内容的知晓度也不够。

恶性肿瘤是目前严重威胁全球人类生命健康的主要疾病之一。在我国，每年新发的恶性肿瘤患者超过了400万人，死亡病例则超过200万人，恶性肿瘤疾病的发生率、死亡率更是居于致死性疾病的首位。然而，随着近年来科学技术的发展，恶性肿瘤疾病诊疗技术和疗效也取得了与时俱进、令人瞩目的成就。但是，现实却还是残酷地摆在我们面前，人们对于恶性肿瘤疾病的防控形势和任务依旧是极其严峻的。

除此之外，在我国常见的恶性肿瘤疾病中，发病率居于前列的肿瘤有肺癌、乳腺癌、胃癌、肝癌、结直肠癌、食管癌、子宫颈癌、甲状腺癌等。近年来，随着我国经济的发展，我国肿瘤疾病的构成也发生了改变，那些在发达国家高发的肿瘤疾病，如肺癌、乳腺癌、结直肠癌、前列腺癌的发病率也呈现出显著上升的趋势。而原本在我国发病率就较高的肿瘤，如肝癌、胃癌及食管癌等疾病的发生率依旧呈现居高不下的局面。这就形成了我国恶性肿瘤组成中呈现出的整体突出性升高的局面和特点。

面对恶性肿瘤疾病的来势汹汹，全世界肿瘤学基础研究专家和临床诊疗专家都把肿瘤疾病的诊疗当成研究的重点和热点。通过积极的多角度、多方向的预防、防治措施，使得约1/3的恶性肿瘤疾病达到了可以预防的状态，约1/3的患者可以通过早期发现、早期诊断、早期治疗而达到临床治愈的状态，还有约1/3的患者通过规范、科学、适宜的治疗模式获得生命的延长，提高了生活质量。

除此以外，恶性肿瘤疾病的治疗方式也发生了明显的改变，传统的手术、化疗、放射治疗三板斧的时代已经发生了明显的改变，包括靶向药物治疗、免疫检查点抑制剂治疗、介入治疗、传统医药治疗、心理诊疗、康复医学等多学科综合诊疗（MDT），结合循证医学证据的指导，已经使得恶性肿瘤的治疗效果发生了翻天覆地的变化。肿瘤疾病的5年生存率获得了极大的提高，部分治疗敏感型肿瘤已经达到50%以上，在我国一些经济发达的省市，其5年生存率也达到了35%左右，有了这样的结果，就为把恶性肿瘤逐渐转化为慢性病来处理提供了可能。

随着肿瘤疾病的诊疗技术的提高，那些暂时无法获得完全治愈的肿瘤患者、晚期肿瘤患者，通过诊疗技术的提高、创新药物的开发、综合治疗理念的实施，使得相当一部分患者能够长期处于带瘤生存，并保持较好的生活质量的状态，你甚至根本看不出来有些是肿瘤患者。对于这些患者而言，肿瘤也不再是一种致命性疾病，而是逐渐转变成为一种可防、可控的"慢性病"。

更加值得注意的是，肿瘤疾病的防治模式、防治中心目前正在逐渐出现“前移”。积极、有效、具有针对性的防治癌前病变和早期发现的措施，也是具有意义的防治肿瘤的重要策略。定期实施肿瘤筛查、防癌体检、疾病防治则显示出更加积极的作用。

甲胎蛋白与肝癌之间形影不离的关系

在肿瘤科，如果有人说到甲胎蛋白，大家立即就会联想到原发性肝癌。的确如此，甲胎蛋白作为一种肿瘤标志物，在肝癌的疾病诊断、疗效判断等方面均具有积极的作用，也是实施肝癌早期筛查、动态监测、早期干预的有益指标。甲胎蛋白与肝癌之间也就具有了形影不离的关系。

甲胎蛋白的简称为 AFP，是一种在胎儿时期由胎儿肝细胞、卵黄囊合成的一种蛋白质。婴儿出生以后，AFP 会迅速下降，长到成人的时候，血清中 AFP 的含量极低。但是当肝脏发生恶性肿瘤的时候，患者血清中的 AFP 就又出现了明显的升高，正因为如此，AFP 就具有了标记的作用，用来提示肝脏上可能发生了恶性肿瘤，即肝癌。

一直以来，AFP 作为肝癌直接、典型的肿瘤标志物被当成是肝癌诊断中的“金标准”，正是因为如此，也就有了我们所说的“甲胎蛋白与肝癌之间也就具有了形影不离的关系”。但是，再好的指标也有它的弱点，那就是敏感性和特异性相对较差。毕竟在肝癌患者中，约有 1/3 患者的 AFP 化验结果为阴性。

除此之外，在很多病毒性肝炎、肝硬化、肝脏良性疾病，或者是其他肿瘤性疾病发生的时候，AFP 在化验时也会出现升高的表现。这样的结果显然干扰了肝癌的诊断。

在临床诊断或者随诊监测过程中，始终以 AFP 检测数值作为观察的指标，是一个比较方便的观察模式。但是，在临床应用过程中也会出现一个比较纠结的问题，那就是把多大数值的 AFP 来确定为诊断肝癌的标准数值。在疾病的诊断上，敏感性和特异性呈现出明显的反比关系，就如同撒网捕鱼的网眼大小与捕鱼效果之间的困扰一样，目前仍未有明确、统一的 AFP 数值被确定。

基于上面所说的问题，临床上，在肝癌诊断的过程中我们更加看重持续性升高的 AFP 水平，这样的动态变化对于确诊肝癌具有重要的作用，同时也为临床发现肝癌提供了重要的危险因素，有助于确定临床高危人群。在这个基础上，临床上需要结合其他的影像学检查方法，如 CT、MRI、超声等来协助肝癌的诊断。在肝癌的临床筛查过程中，目前各种临床实践指南推荐的方法均是以 AFP 结合肝脏超声检查作为肝癌筛查的主要方法。

AFP 还有很多其他的提示性作用，可以反映肝癌患者疾病的恶性程度、复发、转移、预后、肝癌细胞的生物学行为等，如 70% ~80% 的恶性程度较高的低分化肝癌就可以伴有 AFP 的表达。

有研究表明，AFP 还可能具有促进肝癌细胞增殖，抑制肝癌细胞凋亡的作用，促进肝癌细胞侵袭和转移，介导肝癌化疗耐药，以及抑制抗肿瘤免疫反应等作用。

尽管 AFP 在肝癌的临床筛查、诊断和预后标志物等性能指标观察中有着其不理想的一面，但是它作为肝癌诊疗管理中最为经典、最常用的生物标志物的地位依旧是难以撼动的。

在临床上，我们还需要进一步解决有关 AFP 在肝癌背景下的效用，和一些有待于进一步研究的问题。随着临床治疗措施的进步与发展，部分新的治疗方法，如抗肿瘤血管靶向治疗药物、免疫检查点抑制剂治疗等也可能有着同样的临床价值。

血管中的危险者——循环肿瘤细胞

转移是恶性肿瘤细胞所特有的细胞生物学行为，也是导致肿瘤疾病进展，威胁肿瘤患者生命的主要事件。对于肿瘤转移而言，这是一个极其复杂的生物学、病理学过程，包括肿瘤细胞从原发部位通过侵袭的方式进入循环系统，细胞接着在循环中存活、游走、固定，在转移部位再附着和定植生长，从而形成一个新的肿瘤转移病灶。这样的过程也是经典的“种子和土壤”假说的真实再现。

然而，在这样的转移过程中，充当种子作用的肿瘤细胞则是主要的内容。研究发现，在血液循环中，有一种从原发肿瘤脱落并被循环系统或淋巴系统清除的肿瘤细胞，被称为“循环肿瘤细胞(CTCs)”。这也是肿瘤患者血管中最危险的坏家伙，循环肿瘤细胞的存在，给肿瘤发生转移带来了巨大的隐患，与此同时，也为肿瘤的诊断、治疗、预后提供了依据。

由于循环肿瘤细胞是从肿瘤原发病灶中脱离出来的，从其外观上看，自然与原发肿瘤组织中的肿瘤细胞极其相似。但是，它又与那些细胞有所不同，就如同那个群体中最为特殊、最活跃、最具有叛逆精神的一个家伙，这些肿瘤细胞具有一种被称为“上皮－间充质转化(EMT)”的特性，正因为具有了这样的特性，使得循环肿瘤细胞可以从原发肿瘤组织中挣脱出来，并且促进了血管内的循环过程，具有有助于肿瘤细胞扩散、转移的能力。这些都是我们把循环肿瘤细胞称之为血管中的危险者的主要原因。

在临床上，循环肿瘤细胞具有很多特殊的分子特征，这些也为循环肿瘤细胞在疾病诊断、治疗、预后中发挥作用创造了条件。

由于大多数的恶性肿瘤都来源于上皮细胞，因此，上皮细胞的标记物“EpCAM”的主要作用就是诊断、鉴别循环中肿瘤细胞。除此之外，这样的表达和鉴别作用在部分肿瘤，如前列腺癌、乳腺癌中尤为突出。同样的，对于部分表达相对较弱的肿瘤，如神经源性肿瘤，在使用时也有着局限性。同样的道理，在肿瘤细胞表面，其他表达强度不同的生物标志物，如人表皮生长因子受体－2(HER－2)、雌激素、前列腺特异性膜抗原、叶酸受体和生存素等，也可以被用于识别和鉴别不同的恶性肿瘤。

在临床上，循环肿瘤细胞正是因为具有了有别于肿瘤组织的生物学行为，同时，具有来源于原发性肿瘤的特点，因此，近些年来大家都在致力于对循环肿瘤细胞进行各自检测技术、手段、模式的开发和研究，这样的研究也越来越多，主要应用于指导临床诊断、鉴别诊断和治疗。例如，比较肿瘤组织和循环肿瘤细胞的基因改变情况，评价肿瘤进展、耐药、转移的发生，以及对于循环中单个的循环肿瘤细胞进行基因测序、检测，对循环肿瘤细胞检测的适宜人群的诊断和治疗。由于循环肿瘤细胞还具有促进转移，增强侵袭作用等特点，对其检测技术也有利于判断肿瘤复发、转移、进展等。

循环肿瘤细胞在临床上的应用则没有基础研究那样前卫。目前，循环肿瘤细胞被用作许多实体肿瘤的替代生物标志物，与肿瘤转移密切相关，但是，有了循环肿瘤细胞的存在和肿瘤是否会发生转移之间还是有着一定争议的，尤其是对于那些早期转移的患者，或者是期待在疾病早期即具有提示作用的时候，其争议还是比较大的。

循环肿瘤细胞提示临床诊疗的预后价值，主要体现在循环肿瘤细胞检测计数方面，目前常用的阳性细胞的临界值确定为 5 个。当检测的结果≥5 个的时候，通常提示预后较差。这与肿瘤具有较高的转移概率和侵袭性直接相关，也可能成为未来更高灵敏度的指标。

循环肿瘤细胞被称为肿瘤的液态活检技术，是近年来发展起来的全新的检测技术。在使用过程中，既具有希望，当然也存在很多的问题。如何进一步提高其检测的敏感性、准确性，克服数据分析的复杂性和难度则是重点，也为精准医学诊疗提供了准确的依据。

不要辜负了医生的看家本领——“一阳指”

说到“一阳指”，你是不是立即想起了金庸笔下的大侠，可是，今天我要说的却是临床医生们。医生们用自己的一根手指就可以完成科学的检查，这在肿瘤等多种疾病的诊疗过程中算得上是一项最基本的诊疗技术，也是肿瘤科医生的看家本领。

说到这里，有些人可能已经知道了，我说的就是直肠指诊或肛门指诊。

说到直肠指诊这项简单的临床检查技术，它可是有着大作用，据统计，它可以检查出约 80% 的直肠肿瘤等直肠及其周围疾病。即便如此，很多人在疾病诊疗的过程中却从来没有实施过此项检查，甚至包括直肠癌患者。究其原因，除了很多患者不愿意接受此项检查以外，还有就是临床医生也不愿意做。这就导致了直肠肿瘤极易被漏检、漏诊。

所谓的直肠指诊，是对肛门、直肠疾病的诸多检查方法中最简便、最有效的方法之一。在检查过程中，医生戴上手套，在食指和患者的肛门外部都涂上一些润滑油、凡士林或者是液体石蜡油，然后用手指在患者肛门内进行触摸。在触摸的过程中，可以检查肛门皮肤的外观、痛觉、触觉、温度觉情况，肛内触诊可以触及是否存在肿物，同时可辅助检查肛瘘的走行、瘘管与肛门直肠环的关系、肛管腔是否狭窄及肛门括约肌的紧张程度，还可以了解毗邻脏器之间的关系。

由于大部分直肠癌的发病位置都比较低，指诊最深可以接触到距肛门7～8cm深的部位，可以发现75%～80%的直肠癌，如此看来，这项检查的"性价比"也是非常高的。在实施指诊的时候，依照检查者食指的长度，可以触及直肠中下段具体病变的情况，包括肿瘤的大小、占肠壁周径的范围，肿瘤的形态，包括是否带蒂，肿瘤基底下缘距肛缘的距离，肿瘤浸润状况，肿瘤是否移动，肿瘤质地等。与此同时，直肠指诊还可以触及肿瘤的质地、表面情况，是否有溃疡、质脆等情况，同时还可以看到指套上是否带有血迹。对于部分晚期肿瘤，还可以触及狭窄环。对于女性患者还可以实施直肠、阴道双合诊检查，明确直肠肿块和阴道之间的关系。

其实，直肠指诊最大的价值还是在于发现早期直肠癌变。临床流行病学资料统计，直肠癌的误诊率可以高达30%，造成误诊的原因是多方面的，但是，直肠癌患者警惕性不够，不愿意接受肛门指诊也是主要因素，当然也包括医生不够重视。另外，很多年轻人、中青年人，对于便血、大便习惯改变、贫血、食欲不振警惕性不够，总是习以为常地把直肠癌当成痔疮看待也是一个主要的原因。

肛门指诊其实还可以检查出很多其他疾病，包括直肠癌、直肠息肉、内痔、肛瘘、肛门直肠周围脓肿、肛乳头瘤，以及肛门周围的皮肤病、皮下包块、炎症、脓肿、外痔、肛瘘瘘管。

原发灶不明的淋巴结转移癌

转移是恶性肿瘤所特有的细胞生物学特点，在肿瘤转移的诸多途径中，淋巴结转移也是一个重要的转移途径。由于淋巴系统特殊的解剖学特点，当颈部淋巴结发生转移的时候，也就意味着肿瘤从局部区域向全身转移的开始。

颈部淋巴组织丰富，淋巴结对肿瘤细胞的反应敏感，因此，颈部淋巴结发生转移也是极其常见的，这既是肿瘤在局部发生转移，也是肿瘤发生全身转移的一种潜在的表现。

但是，在颈部淋巴结发生转移癌的时候，还有一种特殊的表现，就是发现了转移病灶，却未能明确肿瘤的原发病灶位于何处，这在临床上统一称为“原发灶不明的颈部淋巴结转移癌（MCCUP）”，也属于一种特殊的转移性恶性肿瘤。

目前，随着内镜技术、超声、CT、MRI、PET－CT 技术的应用与更新，发现 MCCUP 原发灶的可能性也就越来越大，这也使得肿瘤的诊治也越来越具有针对性。

临床上，对于 MCCUP 诊断的核心原则就是要确定颈部淋巴结转移癌的组织病理学类型，实施组织化学染色，根据病理学检查的结果确定组织学来源，判断肿瘤的原发灶。颈部淋巴结在进行病理检查的同时，还要确定原发部位的肿瘤病理学结果，两者之间一致的结果也是诊断的主要依据和线索。

病理诊断的方法主要包括细针穿刺细胞学检查、粗针穿刺组织学检查、手术组织活检技术。

细针穿刺细胞学检查是一种方便、快捷、有效的检查方法，创伤性小。虽然可以部分满足临床诊断的需要，但是，由于标本量少，且以细胞学成分为主，在未来需要实施进一步病理学检查、检测的时候具有一定的困难和局限性，检查阳性率低。因此，细针穿刺可以作为无法获得病理标本的次选方案。

粗针穿刺检查可以获得较多组织，检查阳性率高，组织学病理还可以成为未来实施分子生物学检测的基础。手术淋巴组织活检虽不作为首选的推荐技术，但是，手术治疗可以获得足够的标本量，满足后续的病理学诊断所需。如果原发肿瘤有淋巴瘤的可能，手术获得的完整淋巴结标本对于诊断的意义更大。另外，当患者具备手术治疗条件时，活检病理确诊以后，也可以同时进行积极的颈部淋巴结清扫术，这样也是诊断与手术治疗一次完成的过程。

组织检查中，还需要进行人乳头瘤病毒（HPV）、EB 病毒（EBV）、甲状腺球蛋白等检测。因此具有寻找原发灶和鉴别诊断的作用。

寻找 MCCUP 的原发灶则最为重要。在 MCCUP 诊断过程中，首先需要通过详细询问病史、仔细查体实施一系列的辅助检查，如纤维内镜检查鼻咽、口咽、下咽及喉部黏膜，超声、增强 CT 及 MRI 等足够范围的影像学检查。如果通过这样的检查依旧不能发现肿瘤的原发灶,病理检查结果是鳞状细胞癌、腺癌,要重点针对呼吸道、消化道、乳腺等脏器实施检查。

临床流行病学统计表明,MCCUP的原发灶部位首先要考虑头颈部,约占总数的80%,而胸部来源的原发肿瘤占20%。待排除头颈部肿瘤以后,胸部来源的原发肿瘤约占80%,腹部则只占20%。同样的模式下,腹部和盆腔也有这样的关系,这就是所谓的"20% ~80%原则"。PET-CT的临床应用提高了MCCUP原发灶诊断的敏感性,成为当前MCCUP诊断最后可用的影像检查方法。

初步诊断为MCCUP的患者,一经发现原发灶,其诊断随之而修正,应按照相应的治疗指南予以治疗。具有远处转移的患者,自然不是手术根治切除的适应者,治疗上一般以对症支持治疗、化疗、靶向或免疫治疗等治疗措施实施。

而对于那些还局限于颈部的淋巴结转移灶,则可以根据淋巴结的不同转移部位,不同的病理类型,以及患者的一般状况,实施具有针对性的个体化的治疗,治疗的同时也要兼顾其潜在的原发灶的诊疗情况。

也有患者的原发灶发现极其困难,或者是从始至终均无法找到,究其原因包括:肿瘤原发灶过小,病灶位置隐匿,目前已有的检查技术尚不能敏感地发现肿瘤,或者由于不明机制使肿瘤的原发灶已经消失了。也有一种假说提示这样的肿瘤原本就是一种特殊的只有转移癌表型的原发灶不明的独立肿瘤。

肿瘤明确诊断之前经历了哪些过程?

最近科室收治了一位临床诊断为肺癌的患者老张,在给老张做了肺内病灶穿刺活检以后,剩下的就是等待病理学诊断。在此后的几天里,老张明显表现出不淡定的状态,甚至是吐槽检查的速度太慢,对于检查的过程和模式不理解,几次三番地询问我,他的诊断是否已经出来了,他的疾病到底是什么,他是否可以吃靶向药物,或者是使用免疫治疗……

面对老张的焦虑,我完全可以理解他此时的心情。恶性肿瘤毕竟不是一个普通的疾病，在这样“漫长”的等待中，肿瘤的病理学诊断过程无异于一种折磨人的过程，但是这样的诊断过程也是必须经历的。

肿瘤患者在就诊的时候，疾病的确诊主要依赖于病理组织学诊断，这也是肿瘤疾病诊断的金标准，也是肿瘤治疗的基础和依据。也正是因为如此，肿瘤的病理学诊断就显得极其重要，我们甚至可以说，在肿瘤明确诊断上花多少工夫都不为过，再加上目前病理学诊断技术涉及多方面的内容，等待时间长也就可以理解了。

说到病理学诊断，主要是指通过手术、内镜活检、穿刺等方式获得的组织、细胞等标本，借助现代病理学诊断技术，对样本进行一系列处理和观察，从而明确疾病的病因、发病机制，观察肿瘤的形态、结构、功能和代谢等方面的改变，揭示疾病的发生、发展规律。应该说，病理学诊断技术是随着科学技术的发展而不断进步的，也是揭示疾病本质的关键手段，因此，才会成为肿瘤疾病诊断的“金标准”。

在进行病理诊断的过程中，获得肿瘤样本、制片、诊断、报告是最基本的4个步骤，而病理诊断又包括形态学观察，以及免疫、分子、基因水平的诊断等内容。这个过程说起来简单，实际上却真的复杂、费时又费力。

细胞病理

细胞病理学检查在临床最常见的就是妇科疾病的检查，常用的制片技术分为“巴氏涂片”及“液基薄层细胞学制片”。细胞学检查主要由医生根据患者病情和病理技术水平进行选择，目前以液基薄层细胞学检查最为常用。

组织病理

组织病理学检查包括术中冰冻切片和石蜡切片两种模式。术中冰冻切片主要用于手术中的快速病理学诊断，取样后约半小时即可以给出诊断结果，但是，这样的结果也只限于手术过程中使用，受到技术、水平等诸多方面的影响，不能作为诊断的最终依据。而石蜡切片则是目前应用最为广泛的诊断模式，虽然其制片过程繁琐、耗时，但是，其诊断准确性高，一般需要3～5天可以获得诊断的结果。

免疫组织化学染色（IHC）

IHC指的是利用抗原、抗体之间特异性结合的原理，通过各种标记技术使抗体显色，从而确定、识别组织中特定的抗原，或者是对抗体进行定位、定性、定量检测。IHC 主要用于肿瘤的良恶性判断、确定组织来源、鉴别肿瘤类型或者亚型、肿瘤分化方向、肿瘤分级、预后判断、靶向治疗、发现微小转移灶等。近些年来，IHC 还应用于靶向药物靶标测定、化学药物预测以及肿瘤预后判断等多个方面。IHC 有着一套严格、复杂的染色、制片过程，多数情况下需要 2 ~ 3d 时间出结果。

分子病理学诊断

分子病理学诊断目前是肿瘤诊断的常用手段，大有诊断中"火眼金睛"的味道。分子病理学诊断可以从基因水平上检测细胞、组织中的分子遗传学变化情况，从而协助病理学诊断、分型、指导靶向治疗、预测治疗反应及判断预后等。目前，分子病理学诊断是肿瘤实施靶向治疗、免疫治疗、化疗药物耐药检测的主要手段，临床耗时较长，一般需要 7 ~ 10 个工作日可以获得结果。

肿瘤精准治疗的发展和应用

说起肿瘤的诊断、治疗，没有任何人比肿瘤科医生更加期待它的进步了，毕竟我们每天都要进行诸多肿瘤患者的临床实践。

近些年来，科技的发展带动着肿瘤诊疗的飞速发展，尤其是基因组学、蛋白组学的发展使得肿瘤生物学向前迈了一大步，对于肿瘤分子生物学的研究，已经使肿瘤免疫治疗、肿瘤靶向药物治疗在一定程度上实现了"一把钥匙开一把锁"的状态。我们期待的肿瘤精准医学的个性化治疗方案也在逐渐实现。肿瘤精准研究的范围也在逐渐扩大，这主要与肿瘤生物学的复杂性有关。在传统的精准医学研究上，主要集中在对于驱动基因和分子生物靶点的研究势必推进、优化抗肿瘤药物的开发，同时，也为指导药物临床应用提供了依据，尤其是治疗药物的选择，识别和克服耐药机制的发生，降低毒性反应的发生。

近年来，肿瘤精准医学在药物开发领域得到了长足的发展，尤其是在发现新靶点、新药研发、克服耐药性等方面，如异构体和突变选择性抑制剂方面。此外，在抗体偶联药物（ADC）的开发上，也将传统的细胞毒性药物，即化疗药物与抗体偶联技术相结合，这样就相当于给传统的化疗药物安装了精确制导定位，直接指向肿瘤组织与细胞，这样的最优化结合使得治疗精度更加有保障。

肿瘤精准治疗还对优化抗肿瘤治疗药物的使用具有很大的作用。包括合理的治疗顺序、开发协同和可耐受的组合，在治疗过程中的最适当时候给予新的治疗以提高疗效。

由于靶向治疗药物的研发相对较晚，目前多数精准治疗均主要针对复发、转移性恶性肿瘤患者，以改善患者的状态、延长生存时间为主要目的，治疗上并非以临床治愈为主要目标。随着药物的广泛应用，目前，很多药物的临床应用已经提前到一线治疗、辅助治疗和新辅助治疗上，这就极大地提高了患者的治疗疗效，并且能最大机会使早期患者获得治愈。尤其是对于那些具有高应答率的靶向治疗药物，新辅助治疗可以达到既往化疗药物、放射治疗的治疗效果，将不能切除的肿瘤转化成为可手术切除的疾病，这样也为治愈肿瘤创造了机会。

抗肿瘤治疗是一个多手段、多步骤的过程，在这个过程中，联合治疗、联合药物使用也是一个不可避免的趋势。联合治疗可以达到提高疗效、降低治疗毒性反应和（或）防止耐药性发生。

对于靶向治疗药物而言，耐药的发生既是必然的，也是不可避免的。除了预防原发性耐药以外，合理的组合可以有效治疗继发性耐药的发生。尤其是对于那些脱靶耐药性的发生，合理的药物治疗组合可以为诊疗提供有效的治疗机会，使得靶向治疗更加有效。

让T细胞有个“好记性”

在抗肿瘤治疗中，有效是大家追求的主要目标。大家在庆幸治疗有效的同时，有心的临床与基础研究者，还会分析为什么此部分患者有效，另一部分患者治疗无效，从而找到具有提示治疗意义的生物学标记，这也为未来的临床诊疗提供了精准、有效的治疗和选择依据。此外，通过比较、分析确定具体无效的原因，如果可以找到可以逆转、克服无效的措施，则会为进一步提高治疗疗效打下基础。

免疫检查点抑制剂治疗（免疫治疗）是近年来临床诊疗的全新的治疗模式，实施免疫治疗可以使部分患者获得长期存活的机会，这也成为免疫制剂特有的临床特点。在这样的过程中，诸多治疗有效的患者有着一个共同特点，那就是部分 T 细胞成为影响治疗疗效的关键因素。说起 T 细胞，也许大家对于它的“官名”不是很熟悉，但是，提到它在老百姓中的俗名，那就是大名鼎鼎的“免疫细胞”中的一种。

一项发表在 *Nature Cancer* 杂志上的研究，以免疫治疗中获得较长时间生存的黑色素瘤患者为研究对象。观察中发现，在这些患者中均存在着一个共性的特点，即部分患者的免疫细胞除了可以杀伤肿瘤细胞以外，还会攻击那些原本正常的黑色素细胞，后果就是那些可以产生黑色素的细胞也被免疫制剂杀伤，也就是出现了类似“白癜风”的临床表现。也就是说，治疗过程中出现类似“白癜风”样反应的患者，其治疗效果都不错，“白癜风”样反应也成为提示免疫制剂治疗有效，以及预后更好的、直观的外在表现。

在对他们的免疫系统进行观察分析中我们发现，其 T 细胞的反应也是非常强烈的，并且可以帮助患者产生长久的治疗反应和有效的 T 细胞亚群。免疫治疗之所以可以产生长久的治疗效果，主要就是因为 T 细胞在杀死癌细胞之后还会产生对应的记忆 T 细胞，产生了这样的记忆，就使得这些可以长久存活的 T 细胞能很好地防止肿瘤细胞的卷土重来，这也是维持患者获得长期生存的主要原因。

具有治疗作用的 T 细胞在进入黑色素瘤组织以后，即可杀伤肿瘤细胞，同时，这些 T 细胞也可能会“杀红了眼”，或者是缺少了一定的区分、判别能力，从而进入皮肤中导致白癜风的出现，而且在皮肤中的 T 细胞数量往往还会更多，作用也更强。

说到这里，很多人会想到，我们是不是可以主动地想办法刺激机体的 T 细胞，让它们都具有这样的功能。其实，机体中的这些 T 细胞并不是完全相同的，它们只是十分相似。研究表明，有一种被确定为新的 T 细胞亚群，它们具有“驻留记忆”的特征，特点就是在多次外界刺激的基础上，可以产生持久的免疫作用，这也是我们常说的“具有一定的记忆力”的T细胞亚群，可以促使T细胞发挥更强大的杀伤作用，自然就使得患者生存时间明显延长。在部分临床研究中可以观察到，部分患者的存活期可以长达9年之久，这些也是T细胞成为维持持久疗效的保障。

对于这类T细胞亚群中特殊的T细胞进行研究，成为未来进一步扩大临床获益的主要手段，也是未来研究的主要方向。免疫治疗是一个复杂的诊疗模式，在免疫治疗中，有一个很突出的特点是，对于那些治疗获益的患者都会获得一个相对较长时间的治疗效果，如何进一步探求其中的原因？那就是找出那些更加适合免疫治疗的患者，甚至是使得患者获得临床治愈。

结直肠癌患者都需要查哪些指标？

临床上时常会遇到这样的情况，当患者被告知是恶性肿瘤后，会带上资料漫无目的地找人询问疾病诊断、治疗的情况，一边又会催促医生尽快给他实施手术治疗，仿佛一秒钟都不能等。面对着临床医生为他计划开展的检查项目，患者更是觉得无法理解，也会产生不太愿意配合的心理。

其实，对肿瘤患者实施各项检查的主要目的是评估、评价患者身体的一般状况，肿瘤疾病的发展情况以及它所特有的分子生物学特征，疾病诊疗可能给患者及疾病带来的影响等内容。在手术治疗前进行这些检查，可以很好地评价治疗的安全性。在手术完成以后，或者是疾病随诊过程中进行的部分检查，也为随时评价患者状态，及早发现肿瘤复发、转移等情况打下了基础。以下仅对结直肠癌治疗前检查和随诊检查中的内容作简要介绍。

血液检查

血液检查是我们最为熟悉的检查项目，包括血常规、肝肾功能，以及血糖、离子、出凝血等生化检查指标。结直肠肿瘤检查还包括癌胚抗原CEA、糖类抗原 CA19－9、循环肿瘤细胞 CTC 等项目的测定。这些检查项目虽说不是特异性的肿瘤标志物，但是这些指标的动态观察，对于判断手术治疗效果，监测术后复发、转移均具有一定的意义。多种指标联合检测时的诊疗意义更大。

粪便检查

粪便隐血检查对于结直肠癌患者来说虽然缺乏特异性，但是方法简便易行，完全可以作为普查筛选手段，或者为早期诊断提供有益的线索。采用提高检测手段的免疫学方法可以提高检查的正确率，且不必限制饮食。

直肠指诊

直肠指诊是检查中下段直肠以及周围组织器官疾病状态最为简便、有效的方法之一。我国下段直肠癌的比例远高于国外，占直肠癌的 77.5%，因此绝大部分直肠癌可以通过直肠指诊的方法触及，这也为疾病的诊治提供了依据。

钡剂灌肠

病变在乙状结肠上段或更高位置者，需要进行 X 线钡剂灌肠检查。普通钡剂灌肠 X 线检查也会具有一定的局限性，如对较小的结直肠癌容易漏诊。面对这样的情况，最好采用气钡双重造影，提高诊断正确率，这样也可以显示出癌肿的部位与范围。

内镜检查

包括直肠镜、乙状结肠镜及纤维结肠镜在内的多种内窥镜检查，结合组织病理学检查，是结直肠癌临床确诊的金标准。直肠、结肠镜检可以观察肿瘤位置，侵及范围，瘤缘与肛缘的距离，结肠镜可清晰地观察全部结肠，并可在直视下钳取可疑病变组织进行病理学诊断，有利于早期及微小病灶的发现与诊断，进一步提高诊断准确率。

超声内镜检查

超声内镜检查是近年来内镜检查中的新宠，是内镜检查与影像学检查相结合的技术。直肠癌内超声检查可清晰地显示肿块范围、大小、深度及周围组织的情况，并可分辨直肠壁各层的微细结构，检查方法简单，可迅速提供图像，对选择手术方式、术后随访有一定帮助。

CT及MR检查

术前CT检查对判断病期及切除可能性有一定帮助。CT对手术前了解肝内有无转移、腹主动脉旁淋巴结是否肿大等指导术前选择合理的治疗方案提供了较可靠的依据。MR具有较高的分辨率,可以清楚地显示盆腔内软组织结构和脏器毗邻关系,对直肠癌术前分期,指导手术方案选择有一定作用。

说说肿瘤化疗的那些事

手术治疗、化学药物治疗、放射治疗一直被称作恶性肿瘤治疗的三大基础模式。近年来,随着科技的发展,抗肿瘤的靶向药物、免疫治疗药物逐渐应用于临床,肿瘤的治疗效果也发生了很大的变化,患者的生存时间越来越长,生活质量明显提高。在这样的情况下,有一种声音不由得就冒了出来,那就是在抗肿瘤治疗的措施中强调所谓的"去化疗"。几十年的临床证实,化疗还真的是去不了。

"去化疗"的观点被提出的原因无外乎就是其他治疗具有较好的治疗效果,化疗在实施的过程中又产生了各种各样的不良反应,很多人也过分夸大了化疗的毒副作用。岂不知,在恶性肿瘤的治疗过程中,对于部分肿瘤,如小细胞肺癌、生殖系统肿瘤、血液系统肿瘤来说,化疗始终是治疗过程中可以获得治愈且具有不可替代作用的治疗模式。

化疗药物是肿瘤化疗的核心内容,化疗药物又被称为细胞毒性药物。听到这样的名字,你是不是有些担忧所谓的细胞毒性药物是不是有些接触之后就会出现"非死即伤"状态。其实,化疗药物的作用靶点主要是针对肿瘤细胞生长、增殖、分裂的每一个特定的过程和环节。主要就是影响肿瘤细胞中具有遗传作用和功能的物质,以及对各种信号传导通路进行干扰,其核心内容就是干扰了肿瘤细胞的分裂、增殖的过程,无法使肿瘤细胞由一个变成两个的过程和状态。

化疗药物在使用过程中具有较为广泛的适应证和应用范围，可以包括各种恶性肿瘤。尤其适用于那些对于化疗具有较好反应的，具有较好治疗效果的实体肿瘤，如皮肤癌、绒毛膜上皮癌、恶性葡萄胎、睾丸肿瘤、小细胞肺癌等。

部分实体肿瘤在手术切除、局部放疗以后还需要进行必要的辅助治疗或者巩固治疗，就如同盖楼之后的房屋装修一样具有必要性。而部分局部相对较晚的头颈部口腔、鼻咽等恶性肿瘤，卵巢癌，非小细胞肺癌，头颈部癌和乳腺癌患者，还可以先实施化疗，待肿瘤缩小、肿瘤分期下降以后再争取手术治疗的机会。部分血液供应丰富的肿瘤，如肝癌、肾癌等，实施介入性化疗、化疗栓塞治疗可以使得肿瘤缩小、局限，易于手术切除或进一步提高治愈的机会。可以说，这些围绕着手术治疗而采取的化疗措施都会在一定程度上提高治疗的整体疗效。

对于那些晚期肿瘤患者，或者是伴有各种并发症的患者来说，有针对性地、恰当地实施化疗、靶向、免疫等综合治疗模式，无外乎是控制患者的临床症状，提高生活质量，让患者存活的时间更长。

肿瘤化疗在实施的过程中，提高化疗疗效，降低化疗毒副反应，改善药物使用局限性是工作的重点，其中尤其以联合化疗最为突出。联合化疗一般是指采用两种或者两种以上的治疗药物，采用同步或者前后序贯的给药方法，这样就可以在获得每一种治疗药物的最大治疗效益的同时，降低药物的不良反应。

联合化疗绝对不是简单地拿来两种药物进行机械的组合，其中有着严格的治疗原则，涉及药物间作用机制、药理特点的差异，药物作用特点和治疗周期、时相上的差异，同时还要考虑各种药物的毒性反应不能相互叠加，最为关键的是药物的联合一般以 2 ~4 个为最好，并不是越多越好。

免疫治疗中也有“李鬼”

“李逵”与“李鬼”的故事可谓家喻户晓，可是，你不知道的是，在免疫检查点抑制剂（免疫制剂）治疗过程中也有“李逵”和“李鬼”。那就是免疫治疗过程中出现的较为特殊的反应性事件，即“肿瘤进展”和“肿瘤假性进展”。

说到肿瘤的假性进展，这可是免疫制剂在治疗、使用过程中出现的新名词。假性进展通常被描述为在实施免疫治疗过程中，部分治疗有效的患者却出现了影像学检查过程中提示肿瘤生长、肿瘤体积增大等状态，这种状态最为直观的表现就是肿瘤没有表现出真正意义上的疾病进展。

按照这样的理解，对于假性进展来说，从影像学检查的角度来看，肿瘤的大小属于暂时性的增大，或者是出现了新的病灶，或者是由于影像学检查提示这两种情况均有。但是，患者的一般状态却未见有明显的恶化或者临床症状加重等，部分患者甚至可以出现疾病症状改善、稳定和发生免疫反应。

临床上，出现假性进展现象的主要原因是免疫制剂在使用过程中参与免疫反应的免疫细胞、炎症反应细胞集中、浸润到肿瘤或者其周边，或者是由于免疫治疗反应而局部病灶周围出现了水肿或者坏死。在这样的情况下，影像学检查上显示出的肿瘤体积增大不只是肿瘤真实的大小，还有周围免疫细胞、炎症细胞、水肿带所显示的范围。因此，假性进展出现的时间多数在疾病的早期，即接受治疗的 12 周以内，少数病例会在 12 周以后出现延迟性反应。

基于这些原因，临床上对于鉴别假进展和真进展也就成了影响恶性肿瘤疾病诊疗的主要内容，这样的手段自然也包括患者的诊疗反应、临床症状、检验指标等内容。在影像学检查中，PET－CT 具有较好地区分占位区域功能状态的作用。除此之外，有研究显示采用新型液体活检技术，即监测 KRAS 突变的染色体不稳定性或者循环肿瘤 DNA（ctDNA）也具有一定的鉴别意义。但是，到目前为止，这些方法对于鉴别假进展都没有被确切证实。

影像学检查以及实体肿瘤的 RECIST 疗效评价标准是目前恶性肿瘤大小评估的主要手段，但是，涉及患者实施了免疫治疗的时候，这样的标准就会出现一定的偏差。也正是基于这样的实际问题和需要，临床上也引入了新的评价标准指南，即免疫治疗的 RECIST（iRECIST）评价标准。其中尤其需要注意那些在评价过程中出现疾病状况与影像学检查有差异，或者是肿瘤体积出现无法解释的异常变化。

在临床上，当根据 RECIST 1.1 标准定义为疾病进展时，采用更加具有针对性的 iRECIST 标准实施判定的时候，不能确定为疾病进展。在这样的情况下，医生会根据患者的综合情况，在治疗评价以后的 4～8 周时间里再进行一次综合评估，如此可以确认疾病的进展情况，这也是确认患者疾病状态的重要内容。

在临床上，对假进展的评价具有最为真实的意义。对假进展的评价，可以避免那些具有治疗效果的患者过早地终止免疫治疗，同时，也避免了那些真正意义上的疾病进展患者，继续治疗使用免疫制剂，如此既贻误了患者的诊疗机会，也增加了患者的经济负担。

假进展的发生率因肿瘤类型的差异而产生区别，其平均发生率一般低于10%。临床统计表明，在多种实体肿瘤统计中发现，其发生率约为6.3%，其中，黑色素瘤在治疗中的发生率较为常见，约为4.6%~9.3%，肺癌为1.6%~6.9%，肾癌为4.9%~7.1%，尿路上皮癌为1.6%，头颈部鳞癌为1.3%。

免疫治疗中的超进展

免疫检查点抑制剂（免疫制剂）在临床中的应用，极大地改善了恶性肿瘤患者的整体治疗疗效，于是在许多人眼里，免疫制剂成了救命的神药，免疫治疗也是绝对安全的，甚至有的人会认为，即便是免疫治疗不会给患者的治疗带来临床获益，那也不会给患者带来不良反应。说起来这也是因为人们对免疫治疗缺乏最基本的认识。

然而，在进行免疫治疗的患者中，还有一种较为特殊的治疗反应被称为“免疫治疗的超进展”。对于超进展的定义，目前尚无确定的、统一的共识性内容。在临床上，目前被大家广泛接受、较为一致地理解和认识的主要是，在免疫制剂实施治疗期间肿瘤患者的疾病发生了快速的进展。这样的快速进展主要体现在对肿瘤病灶进行CT等影像学检查的过程中，病灶的进展速度和程度已经完全超出了肿瘤常规进展的状态，也就是体现出所谓的“超”进展的模式。

临床上，肿瘤治疗超进展的定义主要基于影像学检查和评价。一般来说，在免疫治疗之前，都需要对患者的病灶进行一次CT检查，这样的CT检查又被称为基线扫描检查。所谓的基线检查，其实就是肿瘤在治疗前的基准线，也是肿瘤病灶在治疗的最初阶段的原始状态。当肿瘤患者实施了包括免疫制剂在内的抗肿瘤治疗以后，临床上则需要再进行一次重复的 CT 扫描，如此可以确定肿瘤生长动力学的增加数量，即根据肿瘤的最长直径总和的变化，或者是肿瘤生长速度的增加情况，如此治疗前后的检查结果即根据肿瘤体积的变化来确定肿瘤的治疗情况。

临床上，免疫治疗导致的超进展，多数情况下均发生在实施免疫治疗的初期。在接受免疫治疗的患者中，超进展的发生率一般为 10% ~25%，在那些同步实施了化疗加免疫治疗的患者中，出现超进展的发生率则相对较低，一般约为 5%。

超进展对于肿瘤患者的影响不只是表现在肿瘤病灶的超常规速度、程度的进展。与此同时，超进展也会直接影响患者的生存时间，对发生超进展的患者而言，其中位总生存期约为 3.4 个月，而那些属于非超进展的其他肿瘤治疗后进展的患者，其中位总生存期约为 6.2 个月。如此看来，免疫制剂导致的超进展也是肿瘤患者治疗预后不良的主要表现之一。

免疫治疗所导致的超进展，其具体的原因目前尚不十分清楚，但是，超进展是一种与免疫制剂治疗相关的真正的免疫现象，也是真实存在的，而不仅仅是一种侵袭性疾病。不同的免疫治疗所致的超进展，其发生率也反映了肿瘤不同的类型、治疗方法的异质性，以及超进展定义的异质性等多个方面，细节方面的内容还有待进一步的基础研究和临床应用。

临床上，影响免疫治疗超进展的因素很多，其中，具有一定预测作用的因素包括：年龄，尤其是 65 岁以上的老年患者；性别，以女性患者多见；多个转移病灶，如大于两个转移灶和存在特定基因突变的患者。在超进展的分子机制研究上，超进展的发生还与肿瘤治疗模式的选择、肿瘤组织 PD – L1 表达、肿瘤浸润性增殖效应调节 T 细胞(Treg)等因素相关。

肿瘤免疫治疗超进展问题的出现，正是肿瘤免疫治疗复杂性的集中体现。对于部分患者来说，超进展是无法预测和不可避免的，但是，对于患者而言，超进展也是在抗肿瘤治疗措施选择中的不当结果，这些也是肿瘤治疗过程中需要谨慎对待的问题。

体检单上肿瘤标志物后面的箭头吓到你了吗?

近年来,恶性肿瘤疾病的危害依旧持续、渐进性地存在,人们对于恶性肿瘤的诊疗也显得十分重视,其实其中或多或少还是有些恐慌的成分存在。

在恶性肿瘤的诊断上,我们始终强调肿瘤的早期发现、早期诊断,这也是恶性肿瘤疾病诊疗的主要内容和研究方向。然而,在很多单位里,时常在常规体格检查中也引入了“肿瘤标志物”的检查项目,甚至是搞起了所谓的检查“套餐”模式,这样的检查模式有多大作用我不好说,但是缺乏针对性倒是真的。

就算是体检完成了,再看看体检化验报告单,不少健康体检者也时常会被肿瘤标志物后边的“上上下下”的箭头给吓着了。一面是自己没有任何的异常症状,一面是体检中的正常结果,我们又该如何理解这些“上上下下”的箭头呢?估计此时最需要的就是与临床医生进行一次很好的探讨了,进行有必要的比较、分析,恐慌肯定是没有什么用处的。

对于肿瘤标志物来说,虽然带有“肿瘤”两个字,但是它可不是肿瘤疾病专有的指标,在很多良性疾病中也会出现升高。如提示肝癌的甲胎蛋白(AFP)时常会在肝炎、肝硬化、怀孕以及部分泌尿生殖系统疾病中检查出阳性。因此,对于肿瘤标志物的判断还是要进行多方面的考察。

除此以外,还要看升高的指标是一个还是多个,毕竟在诸多肿瘤标志物指标中,有的肿瘤标志物具有较为显著、特异的指示性,如甲胎蛋白(AFP)、糖类蛋白125(CA125)、前列腺癌特异性抗原(PSA)等,当这些指标出现异常的时候,应该引起我们的重视。

在这些指标的检查过程中,体检者如果没有任何的异常症状,同时体检的结果也正常,那么就需要对肿瘤标志物指标进行有针对性的分析。单一指标升高的范围如果在正常上限值的2倍以内,其临床意义一般不是很大,结合正常检查未见异常的结果,进行严密的临床随诊就可以了。对于多个组织器官指向性一致的指标升高,则需要进一步实施CT、彩超以及磁共振的增强检查,以此发现或者除外那些潜在的肿瘤存在，当然，继续随诊检查也是必须进行的。

对于肿瘤标志物的升高，最有意义的检查就是实施“动态”“连续”的检查，同时比较检查结果的“变化趋势”。这样的检查间隔一般以2～3个肿瘤标志物的半衰期为准，多数情况下可以半个月到1个月检查一次即可。其中，持续性升高，渐进性升高且不降的患者，其临床提示诊断的意义最大。

此外，在化验检查中还需要强调最好是在“同一个单位”，采用“同一种试剂盒”，实施“同样的检测方法”，这样的检测结果才更加具有可比性。

放射性肺炎是什么炎症？

多学科综合治疗是目前肿瘤疾病诊疗的主要手段，在肺癌、乳腺癌、食管癌、恶性淋巴瘤或者胸部其他恶性肿瘤的治疗中，包括化疗、放射治疗措施在内的综合应用则显得尤为突出。

在肿瘤的综合治疗中，放化疗联合治疗或者是序贯使用具有很多的治疗优势，如此可以很好地提高治疗的疗效。但是，治疗过程中也时常会在放射野内的正常肺组织受到电离辐射的损伤，从而引起肺部的损伤，主要包括急性放射性肺炎、放射性肺纤维化等，这些也是胸部肿瘤在放射治疗以后导致的因为照射剂量因素而发生的严重不良反应。

肺部接受放射治疗以后，急性期就会产生放射性肺炎，其反应持续存在超过3个月，就会逐渐形成放射性肺纤维化。肺纤维化是严重影响患者生活质量和肺功能的重要放射性损害。

放射性肺炎的发生原因目前尚不十分清楚，在临床诊疗过程中，放疗、化疗药物都会对肺部造成一定的损伤。博来霉素、平阳霉素、阿霉素、氨甲蝶呤、丝裂霉素、吉西他滨等诸多药物均会对肺部产生损害，其主要作用于肺部血管壁、肺间质。

当放射治疗与化疗联合应用的时候，局部肺组织就会出现渗出性、炎症性改变,肺泡中Ⅱ型细胞及表面活性物质减少,血管壁和肺组织再度出现一系列病理生理变化,二者毒性作用相叠加,使肺的损伤加重。因此,当临床上实施放化疗联合治疗的时候,放射性肺炎的发生和程度会进一步加重。对于合并有糖尿病、慢性支气管炎、肺气肿等疾病的患者,放射性肺炎也是重要的诱发因素。

对于实施肺部放射治疗的患者,其损伤、改变在每一位患者中都会发生,只是反应的强弱程度及临床症状不同而已。部分患者甚至可以不产生临床症状,或者症状反应轻微。随着炎症吸收、消失,即可形成不同程度的进行性血管硬化及肺实质纤维化,此反应多见于放疗后6个月左右,1年时最为严重。

急性放射性肺炎的症状和体征与常规性肺炎等感染性疾病没有区别,主要的临床表现也相似,如咳嗽、咳痰、发烧、胸痛、气短等,其中,患者的发热一般维持在低热状态,较少出现如细菌感染那样的高热,胸闷、气短、喘憋等表现较为明显,最具特征性的表现则是影像学检查的肺炎范围与放射野相一致。

说到放射性肺炎的治疗,预防本病的发生是疾病诊疗过程中最为重要的内容。尤其是那些合并化疗、慢性支气管炎、肺气肿、肺结核、支气管扩张、矽肺或结缔组织疾病时,更加易于发生放射性肺炎,此时在放疗前和放疗中可适当地使用消炎类药物。此外,在放疗结束半年内,还需要重点预防感冒、防止肺部感染的发生。

对于发生放射性肺炎,并出现相关临床表现症状的时候,需要立刻与自己的管床医生取得联系,切不可自行想当然地进行干预、处理,治疗上需要使用较大剂量的激素和较强的广谱抗生素,同时配合以支气管扩张剂、吸氧等治疗措施。

激素在使用过程中强调大剂量、时间长,一般需要连续使用几周,待临床症状缓解了,影像学检查提示炎症出现明显吸收以后才可以逐渐减量,最后到停药状态。

“烤糊”的皮肤

说到抗肿瘤的放射治疗，在临床上很多患者会称之为“烤电”，“烤电”这个名称，更多是表达来源于放射治疗以后的皮肤放射性损伤反应，如同“烤糊”了的放射损害。

在接受放射线外照射或者是放射性核素治疗的时候，皮肤受到的放射性损害是首当其冲的。临床上把皮肤受到的放射线性损伤统称为皮肤放射性损伤。

患者在接受放射治疗的时候，在最初的几天里即可以出现放射性血管反应，主要表现为放疗区域的皮肤出现红斑反应。

随着放疗次数的增加，红斑区域可以进一步扩大，并出现轻度的肿胀伴有痛痒感，与此同时，放疗区域的皮肤还会出现色素沉着、变黑。这样的放射治疗照射约进行 20 次以后，即会出现表皮剥脱，甚至可以形成溃疡性损害。周围未被照射的正常皮肤、细胞也会不断迁入剥脱和溃疡区，从而使其不断地获得修复和愈合。

实施了高剂量的放疗以后，放疗区域的皮肤会出现色素沉着，或者是减退而呈现出花斑样改变，也有部分患者出现毛细血管扩张性皮肤纤维化、变硬等变化。

由于放射治疗所导致的放疗区域皮肤反应、损伤是不可避免的，而且这些反应可以直接影响患者的生活质量，尤其是那些发生皮肤溃疡的患者，做好皮肤的护理就显得尤为重要。

放射区域的皮肤要充分暴露，避免出现局部皮肤反复摩擦。穿的内衣、衣领最好采用棉质材料，同时注意柔软、洁净。避免或减少日光的暴晒、风吹。当局部皮肤需要清洗的时候，建议采用温水洗浴，禁忌应用刺激性强的洗涤用品，更不能揉搓、搔抓或者搓挠，以防止皮肤破溃、区域变大，甚至导致皮肤不愈合。

放射治疗导致的皮肤色素沉着、花斑样改变不需要进行特别的处理，经过 5 ~6 个月的时间，皮肤损害可以恢复，皮肤颜色也会恢复并接近正常肤色。对于部分变硬的皮肤纤维化反应，临床上一般也不建议实施药物治疗，毕竟这些药物的作用、效应均是有限的。

严重的放射性皮肤损害主要表现为照射区域的皮肤破溃、渗出、溢液等反应，这也是较为严重的放疗反应，是受照射区域皮肤细胞被损伤的速度超过正常皮肤细胞修复速度导致的。出现这种情况时，患者应充分暴露破溃区域，对于腋下等区域皮肤的破溃，也需要充分暴露局部受损皮肤。与此同时，还要尽可能地减少局部摩擦，严禁抓挠，最大限度地减少局部刺激、暴晒，避免使用刺激性洗漱用品，保持局部洁净。

对于局部损伤性创面，需要加强局部换药，适当使用含有抗生素的药膏，或者是含有表皮细胞生长因子的凝胶涂抹。放射性损伤的创面也可以使用烧伤类湿润膏处理，必要时可以配合抗炎药物治疗使用。

靶向药物和免疫药物大比拼

进入21世纪以来，随着科学技术的发展，抗肿瘤治疗手段也发生了巨大的变化。传统的手术、化疗、放疗等措施虽然依旧是肿瘤治疗的基础，但是，相对较为突出、明显、严重的不良反应及毒副作用也令人们恐慌。

近20年来，靶向治疗药物、免疫检查点抑制剂成为抗肿瘤治疗的宠儿，其治疗、使用方便，部分靶向药物甚至以口服为主，治疗中较少出现类似化疗那样的恶心、呕吐等反应，也逐渐被人们所接受。面对着这样的情况，针对靶向药物和免疫治疗药物之间的比较自然也就开始了，人们在思考到底哪一种治疗会更好。

说到这样的比较，不由得让我们想起了相声“关公战秦琼”，这原本就是风马牛不相及的一类事物，自然难以进行比较。更不能以医生、患者自身的主观意愿或者是个人好恶来实施简单的替换，毕竟它们之间有着很多的差异。

药物作用方向不同

对于靶向药物来说，其主要是针对肿瘤细胞本身所特定的基因靶点，或者是诊疗的特殊基因突变位点。一种或一个药物作用在特定的一个靶点上，具有较高的指示性、选择性，如同一把钥匙开一把锁的道理。在使用过程中，主要是以肿瘤细胞作为直接杀伤的目标和对象。靶向药物更多的是抑制、杀伤肿瘤细胞，对于正常组织细胞的影响甚微，这也是靶向药物毒副反应较低的主要原因。

对于免疫治疗药物，即免疫检查点抑制剂，它们的作用机制与以往诸多治疗药物有着明显的不同。免疫药物的作用对象不再是肿瘤细胞，而是机体的免疫细胞、免疫微环境。药物通过激活机体的免疫系统，让机体最为强大的免疫功能获得重塑、激活，从而达到间接杀伤肿瘤细胞的目的。

副作用不同

“是药三分毒”这句话一点也没错，任何药物都有着不同的不良反应、毒副作用。药物作用机制的不同，导致靶向药物、免疫药物副作用也完全不同。

靶向药物针对的是肿瘤生长的特殊蛋白位点、信号传导通路等，阻断了肿瘤细胞生长所必需的物质基础和信息调节，使得肿瘤细胞无法存活。虽说“一把钥匙开一把锁”是完美的，但是，这种抑制作用有时候也会跑偏，对一些正常细胞也会产生计划外的副作用，这样的损害与化疗药物产生副作用的特点有些类似。如治疗肺癌的靶向药物主要针对表皮细胞，也会产生明显的皮疹、腹泻等反应。

免疫治疗药物在激活免疫细胞的时候，被激活的免疫细胞除了可以定向攻击肿瘤细胞以外，也可以因为“误打误伤”而攻击自身的正常组织细胞，这就是自身免疫性疾病发生的主要原因，如免疫系统活跃而导致的皮疹、肠炎、腹泻、肝损伤等，严重的时候甚至可以危及生命。

药物起效速度不同

靶向治疗药物直接针对肿瘤细胞实施杀伤过程，相对而言起效较快，治疗有效的患者，通常在几天，或者是几周即可出现对应的疗效。间接杀死肿瘤细胞的免疫治疗药物起效时间相对较慢，相关影响因素也较多，产生作用、效果的时间相对较长，部分患者显效甚至需要几个月。

作用效应的时间不同

在适宜的患者身上，靶向药物的有效率较高、起效快，可以迅速缓解肿瘤所引发的症状，提高患者的生活质量，一定时期内可以显著提高患者的存活率。但是，由于肿瘤的异质性和进化特点，有效药物发生耐药也是不可避免的，因此需要反复换药，临床上极少出现长期存活或者治愈的情况。而免疫治疗药物的有效率虽然只有10%～20%，并没有靶向药物高，但是，免疫治疗有效的患者却有着一个相对长期受益的情况，也就是生存曲线“拖尾现象”，部分患者会长期存活，甚至被治愈。

如此说来，对于靶向治疗药物和免疫治疗药物而言，没有绝对的好与坏、优与劣之分，我们强调的只是更加适合，针对不同的患者选择最适合他的治疗药物。

免疫治疗药物越早使用越好

免疫检查点抑制剂（免疫制剂）的临床应用，可谓是21世纪初抗肿瘤诊疗上继靶向治疗药物以后的又一个新突破和巨大的进步。目前，临床上可以使用的免疫制剂的种类很多，主要包括PD－1、PD－L1和CTLA－4等几种，共计有近20个免疫治疗药物品种。

免疫治疗药物在临床使用过程中，与传统的抗肿瘤化疗、放疗等方式有着明显的不同，尤其是治疗药物的副作用更小，患者的耐受性好，容易被患者接受，整体治疗效果满意，生存期更长。由于免疫检查点抑制剂临床上市时间较晚，按照临床研究的常规流程，药物的使用一般都是从中晚期肿瘤，或者是复发、转移性后线治疗上开始的。但是，这样的模式一点也不影响免疫治疗药物在临床使用过程中一直被强调越早使用越好，即在早期肿瘤患者中使用，可以获得更加优异的治疗效果。

免疫检查点抑制剂在临床使用过程中，在同等条件下，建议越早使用越好也是有大量的临床实践数据和资料支持的。

免疫治疗药物所具有的优秀治疗疗效，使之在临床上拥有了更大的应用范围。随着目前大量的临床研究、实践，免疫制剂已经成为抗肿瘤治疗中的普及型药物之一。早期、中期和晚期肿瘤患者都会使用免疫治疗药物。免疫治疗药物的疗效虽然没有靶向药物那么突出，但是，免疫治疗药物在使用中一旦起效，即可以形成一个相对较长的生存期，甚至部分患者有临床治愈的可能，这也是免疫治疗药物最为显著的“拖尾效应”，也是最吸引人之处。

越来越多的临床研究数据表明，免疫治疗药物越早使用，临床获益越大。

对于那些早期肿瘤患者而言，他们是有手术切除肿瘤机会的，也是肿瘤治疗效果最好的一类患者。那么，在他们的身上使用免疫治疗药物应该何时操作呢？是手术治疗前使用（新辅助免疫治疗），还是手术治疗后使用（辅助免疫治疗），或者是等待未来再出现复发、转移以后再应用呢？

多项临床数据表明，术前新辅助治疗可以明显延长生存期，相较于手术后辅助治疗具有明显的优势。与之相应，术后即开始辅助使用免疫治疗药物者，较之于等待未来出现复发、转移以后再应用的，生存期有明显的优势。

在一项针对恶性黑色素瘤患者的观察研究中，手术后即实施免疫治疗药物PD－1的患者，与出现复发、转移以后再应用免疫治疗药物相比，临床上获得了满意的治疗效果。荟萃分析显示，复发转移的风险下降46%，更为重要的是可以明显提高长期生存率，即临床治愈率的幅度达32%。

与之相似的研究在中晚期患者中也有相近的结果，他们采用CTLA－4抗体药物辅助治疗与较晚时间使用进行对比，比较的结果也是越早使用越好。通过大量的临床观察发现，对于中晚期肿瘤患者，如肺癌、肾癌、恶性黑色瘤、肝癌、尿路上皮癌等多种实体肿瘤，使用PD－1类药物，或者联合化疗、联合抗血管生成药物，可以成为临床一线治疗的标准方案。

面对这样的结果，简而言之就是，免疫检查点抑制剂类药物的临床使用也是越早越好，“好钢要用在刀刃上”。

免疫治疗中的强强联合

免疫检查点抑制剂的发现与临床应用，是21世纪初最伟大的发现之一，也被称作继靶向治疗药物临床应用之后的又一次伟大事件。时间到了2018年，免疫检查点的发现者艾利森教授和本庶佑教授被授予了诺贝尔奖，这也打破了从发现到获奖间隔最短时间纪录。如此多的美誉都说明了免疫检查点抑制剂的临床应用具有积极的作用。

20世纪90年代初，CTLA－4和PD－1分子被发现，到了2011年首个免疫肿瘤药物CTLA－4抑制剂问世，2014年首个PD－1抑制剂问世，这也开启了临床免疫检查点抑制剂治疗的先河。到目前，临床上常用的免疫检查点抑制剂主要包括3种，即PD－1、PD－L1和CTLA－4，上市的药物接近20个品种。

在临床上，免疫检查点抑制剂PD－1、PD－L1和CTLA－4在实体肿瘤上的临床有效率并没有靶向药物那么高，但是，其特殊的作用特点却是能使治疗有效的免疫治疗药物具有特征性的、典型的“拖尾效应”，可以长时间存活，甚至被临床治愈。有了这样的结果，就使得我们有想法进一步改善治疗的策略，实施更加有效的治疗药物组合，以此进一步提高治疗的效果。

其实，在机体的免疫系统中，都存在着具有不同作用效应的免疫“加速器”和免疫“刹车片”，有了这些内容，可以保证机体的免疫系统具有区分“自我”和“非自我”的基本能力，也是识别、攻击和消灭细菌、病毒和恶变的肿瘤细胞的基础。当肿瘤发生以后，“加速器”和“刹车片”之间复杂的平衡调节机制自然也就被破坏了。

T细胞是机体防御机制中的关键成分，可以直接引发免疫系统充分参与对外来微生物、肿瘤细胞的攻击。全面引发T细胞的免疫反应，还需要其他蛋白质作为“加速器”。在这样的过程中，免疫系统也需要适度保证免疫作用的强度，避免产生过度的免疫细胞和免疫机制的激活，这也是为了避免发生危害自身健康细胞、组织的自身免疫性疾病。也就是适宜地在T细胞上安装“刹车片”

的作用。有了这些才是确保免疫系统具有较好免疫调控作用的基础。

在临床上，人体免疫系统在肿瘤细胞的面前出现“无所作为”的原因，就是那些负责识别异常细胞、激活免疫反应的T细胞表面，具有了一个会终止免疫反应的蛋白CTLA－4。与此同时，T细胞上另一种基因PD－1，也具有调节T细胞免疫应答的作用。这些作用即是免疫检查点抑制剂的作用原理，将两者有机结合，则是为了进一步争取更高的治疗疗效。

目前，在临床上免疫检查点抑制剂PD－1、PD－L1和CTLA－4都是单独品种使用的，或者是与化疗药物、血管靶向药物等联合应用。而CTLA－4和PD－1同为免疫检查点，但是，作用于T细胞的阶段有所不同，CTLA－4的作用时间更早，而PD－1更是在T细胞被激活以后再迁移到肿瘤附近，发挥直接杀伤肿瘤细胞的作用。如此精妙的设计就会使得CTLA－4与PD－1抑制剂联合使用成为可能，也会产生相互促进的作用，自然也值得期待它在肿瘤治疗中获得更好的疗效。

然而，计划是美好的，在实际临床使用过程中，将CTLA－4和PD－1抑制剂的单药分别在治疗的前后使用，临床上虽然也获得了一定程度的治疗有效率的提高，但是总体的治疗效果却没有达到预期的结果，更为突出的是，两种不同类型的免疫检查点抑制剂的不良反应却是进一步增加的，或者是出现了叠加反应。这显然不是我们最初的预期结果。

近年来，将多种免疫检查点抑制剂，如CTLA－4和PD－1联合成为一体的“新的”免疫制剂成为临床上新开发的宠儿，并且获得了满意的治疗疗效，更为关键的是，其治疗过程中产生的不良反应轻微，甚至避免了很多原有单药产生的不良反应，这个结果自然达到了多种免疫检查点抑制剂联合应用的预期，也就是达到了所谓的“强强联手”的目的。

肿瘤患者如何补充营养？

说到肿瘤患者的营养补充，会出现两个截然不同的极端表现。一种是“这个不能吃、那个不能吃”“发物不能吃”“煲汤才有营养”“白蛋白是营养之王”。另一种是“大鱼大肉、山珍海味尽管造”“冬虫夏草才是大补”“静脉营养多使用一些”。面对这种一个不敢吃，另一个使劲吃的窘态，究其原因还是广大患者、患者家属对于肿瘤患者营养补充存在着诸多的误区，对正确知识的缺乏。

对于肿瘤患者来说，在营养补充上需要建立全面、均衡和科学的营养观念。只有这样才能够使得营养补充有的放矢，也更加科学、可靠。一般来说，目前的营养补充主要是以以下五阶段方式进行营养治疗改善的。主要包括：口服营养补充（ONS）、完全肠内营养（TEN）、部分肠内营养（PEN）、部分肠外营养（PPN）和全肠外营养（TPN）。这些营养阶段就如同上楼梯一样，会根据患者营养的具体情况实施逐层级的营养补充、改善，也具有循序渐进的模式。

第一阶段：饮食+营养教育

首先需要判断、明确患者的营养不良类型，如能量缺乏型、蛋白质缺乏型、蛋白质-能量混合缺乏型，从而实施更加具有针对性的营养治疗。在治疗中，可以同时补充维生素C，以猕猴桃、芥蓝等食物补充为主，促进铁的吸收。适当增加蛋白质的摄入，适宜鱼肉、瘦肉、家禽或一杯豆类大米混合半流质即可。

第二阶段：饮食+口服营养补充

口服营养补充（ONS）是以特殊医学用途配方食品（FSMP）经口服途径摄入，补充日常饮食的不足。在第一阶段，即饮食+营养教育不能达到目标需要量的时候，则应选择饮食+ONS。ONS的效果已经得到了大量研究的证实，它可以在短时间内完成营养成分、营养元素的补充，从而缩短住院时间、节约医疗费用，减少30天内再次入院的发生风险。

第三阶段：全肠内营养

对于部分肿瘤患者而言，其病情逐渐加重，甚至是已经完全没有进食条件的，这个时候只能采用全肠内营养（TEN）的模式来补充日常营养的需求。对于采用“饮食+ONS”不能满足目标营养需要量的，或者是一些完全不能饮食的状况下，如食管癌完全梗阻、出现吞咽障碍、严重胃瘫等情况时，TEN的治疗是理想和适宜的选择。

第四阶段：部分肠内外营养

在 TEN 不能满足目标营养需要量的条件下，应该选择部分肠内营养（PEN）加部分肠外营养（PPN），即 PEN + PPN，或者说是在肠内营养的基础上补充性增加肠外营养。一句话，只要身体还能够通过消化道、肠道营养供给途径获得部分营养，还是应该最大程度地保留这样的营养供给模式。相较于完全饮食和全肠内营养，PEN + PPN 是更现实的选择。

第五阶段：全肠外营养

在肠道完全不能使用的情况下，全肠外营养（TPN）是维持患者生存的唯一营养来源。因此，这也改变了我们很多人一开始就依赖于所谓的输液补充营养，认为这是补充营养的最佳模式的误区。只有在特定情况下才会使用这种补养技术，并且通常只适合短期应用。在极特殊的情况下，全肠外营养才会成为支持患者的长期手段。

肿瘤患者的营养问题

在很多人的印象中，肿瘤疾病是一种基因性疾病。但是，越来越多的研究显示，肿瘤疾病还是一种营养与代谢相关性的疾病，毕竟在肿瘤患者中，营养不良的发生率极高。约 40% ~80% 的肿瘤患者存在程度不等的代谢异常和营养不良，而且其发生、发展可以贯穿疾病的全过程。约 20% 的恶性肿瘤患者可以直接死于营养不良，营养不良严重影响患者的生活质量、治疗耐受、治疗反应以及肿瘤患者的生存时间。

为什么肿瘤患者会出现营养不良？

肿瘤疾病本身是一种导致机体代谢障碍，营养消耗增加的过程。肿瘤组织细胞在机体内发生、发展的过程中，需要机体为其提供超出平时数量的能量。此外，部分肿瘤细胞也会产生抑制机体能量代谢的过程，同时对能量、营养的需求也更加直接，这就导致机体向肿瘤提供的能量相对更多。

在肿瘤疾病发生、发展过程中，肿瘤细胞的分化增殖要比正常细胞快很多，肿瘤本身也会增加人体能量的消耗。肿瘤的直接作用和肿瘤治疗的间接作用，还可以使患者出现食欲减退、饮食不佳、体重下降等各种营养不良的症状和表现。

肿瘤患者在临床诊疗过程中，往往需要同时接受多种诊疗模式。其中化疗常常引起药物相关的恶心、呕吐、腹泻、味觉改变、食欲减退等反应，放射治疗也常常会导致恶心、呕吐、纳差等消化道反应，头颈部、食管、肠道区域的放射治疗还会出现消化道炎性改变，导致进食困难、消化道摄入减少、吸收减弱，从而引起患者营养状况恶化等表现。部分靶向治疗药物，或者是免疫检查点抑制剂的使用，也可以导致一定程度的类似副作用，这些都是影响患者营养摄入的主要因素。

癌症患者营养不良的危害

在肿瘤患者的临床诊疗过程中，我们的观念正在发生改变。传统的诊疗观念中，我们会把更多的关注点放在肿瘤疾病的明确诊断、治疗模式、治疗疗效、生存时间等问题上。这样的要求和诊疗过程中的一组数据也许更加直接，也更加容易在诊疗的表面上看到治疗的效果。

现代肿瘤诊疗理念已经发生了明显的改变，除了对于肿瘤疾病本身的认识更加全面、深入外，在肿瘤疾病的诊疗过程中，也出现了新的理念，如肿瘤在治疗的过程中更加关注多学科的综合性治疗，肿瘤的治疗评价不再以肿瘤大小的缩小为主要评价标准，临床上更加重视肿瘤患者能否可以活得时间更长，活得质量更高，肿瘤疾病的诊疗已经逐步向慢性疾病管理模式发展。

正是基于这种诊疗理念的改变，肿瘤患者的营养与代谢等问题就显得尤为重要。当患者发生营养不良时，其发生的危害是显著的，主要表现为：肿瘤患者术后并发症的发生率和死亡率会明显升高。同时，也可以增加放射治疗、化疗、靶向药物治疗以及免疫治疗等副反应的发生率，不良反应的发生程度加重，患者对抗肿瘤治疗的耐受性下降，使得肿瘤的治疗无法常规实施或者是进一步实施。肿瘤患者诊疗期间抑郁和(或)焦虑反应发生率增高。延长肿瘤患者的住院时间，增加短期内再入院率，增加治疗相关性医疗费用。最为关键的是，降低了患者的生活质量，使得患者在诊疗中及早地出现营养不良或者严重的恶液质，甚至缩短生存期。

如何判断患者出现了营养不良

对肿瘤患者实施营养状况的评估，应该成为目前肿瘤诊疗中的常规项目。对于任何一位肿瘤患者来说，在其诊疗的全过程中都应该重视营养状况的评估，尤其是对于那些初诊的患者，更加应该重视患者的营养状况对患者治疗的影响。这样的评估就如同临床医生检查患者的血常规、肝肾功能一样常规和普遍。

临床医生在实施肿瘤患者营养状况评估的时候，首先需要确定一个标准的营养筛查方式。临床医生会根据患者的实际情况，以及目前采取的治疗手段进行综合评估，并得出营养状况的结论。对于那些疾病状况复杂，营养状况特殊，需要实施积极的多维度营养评估、干预的患者，则需要邀请医院的营养科医生、技师共同协助完成。

目前，建议对患者的营养状况采用以下 4 个指标进行初步的筛查和判断。具体的筛查标准：

3 个月以内非自主性的体重下降 3kg，或者是在原来体重的基础上下降 5% 以上；

进食量和需要量之比，减少约 1/3，且持续时间超过 1 周；

BMI $<$ 18.5[BMI = 体重(kg)/身高^2(m^2)]；

血液化验指标：血白蛋白(ALB)或血红蛋白(HB)等指标低于正常值。

如果患者的评价指标符合上面 4 条中的一条或者多条，则提示有营养不良状况，此时临床医生需要尽快对患者实施更为详尽的专业评估，并实施对应的处理措施。

肿瘤患者的临床随访

对于肿瘤患者而言，如果有一天医生告诉你，你的疾病治疗措施已经全部完成了，会不会有如释重负之感？或者是否有一种如唐三藏经历了九九八十一难而获得真经般的感觉？

目前的恶性肿瘤治疗是一种多学科综合治疗的模式，很多肿瘤患者在治疗过程中都经历了手术切除治疗、术后化疗、术后放疗、靶向治疗、免疫治疗等多种手段。在临床上，当这些治疗措施都完成之后，患者真的就可以马放南山了吗？其实，很多人的回答都是肯定的，但是遗漏了一个极其重要的工作，那就是肿瘤患者的临床随诊，或者称为随访工作。从某种意义上来说，肿瘤患者随访的重要性不亚于疾病的发现、诊断和治疗。

然而，对于多数肿瘤患者和家属来说，他们对肿瘤治疗的关注度远远高于临床随访。在临床实践中，很多肿瘤患者会把注意力都放在肿瘤疾病的治疗上，对于随访并不重视，这也是导致部分患者出现复发、转移等情况的主要原因。部分患者也会因为临床随诊的不及时而出现诊疗不及时或者是治疗、干预受到影响。

临床上之所以强调临床随访的重要性，主要源自随访是及早发现肿瘤复发、转移的重要手段，尤其是那些已经明确恶性肿瘤诊断，已经实施治疗，病情稳定的患者。随访也成为肿瘤预防的重要阶段。

肿瘤是一种全身性疾病，经过了局部的手术切除和放疗，以及全身性的化疗、免疫治疗、靶向治疗等手段后，肉眼可见的肿瘤常常会被消灭，但是，这并不意味着所有的肿瘤细胞都已经完全被清除干净，身体的某些组织、器官甚至可能存在着潜伏的、未被发现的病灶和微小转移灶。当机体抵抗力降低或者肿瘤细胞增殖旺盛时，肿瘤细胞有机会再次东山再起，造成肿瘤的复发或者转移的发生。通过定期的随访，可以及时发现肿瘤复发、转移的最初情况，积极采用相应的措施，预防肿瘤复发、转移的发生，最大限度地减少、避免肿瘤死灰复燃的机会。

随访还可以预防第二原发肿瘤发生的可能。对于机体而言，肿瘤的发生是一个连续的过程，主要表现在当肿瘤发生的时候，机体则成为另一种肿瘤在机体内发生的高危人群，也就是说肿瘤患者比普通人群更加容易罹患另一种原发肿瘤。在实施抗肿瘤治疗的过程中，尤其是在采用部分药物治疗的时候，药物和治疗措施本身是诱发、导致肿瘤发生的主要因素之一。通过长期的定期随访，我们可以随时掌握肿瘤的指数，一旦发现异常，可及时采取干预措施，将可能发生的第二原发肿瘤消灭在萌芽状态。

在随访的过程中还可以及时发现患者的心理问题。肿瘤性疾病是一种典型的身心性疾病。随着科学技术的发展，抗肿瘤治疗已经获得了长足的进步，很多恶性肿瘤疾病的治疗与管理已经成为一种慢性病模式。即便如此，对于肿瘤性疾病而言，人们对于肿瘤的认识还是有一种发自内心的恐惧。一旦患癌，不仅在肉体上需要经历长时间的痛苦，在精神上也要备受折磨。有些肿瘤患者虽然经过了系列治疗措施而获得了根治性治疗、痊愈，但是，因为诊断、治疗而破坏或改变了其原来健美的外形和器官的功能，使其在工作、学习、生活和社交等方面的能力受到影响。这些均会对肿瘤患者在精神上、心理上造成一定程度的压抑和痛苦，甚至出现悲观、失望等情绪。这种低落的情绪和不良的心理，会直接影响患者的健康心理状态，使得人体免疫力下降，进而诱发癌症复发、转移，或发生第二原发癌。通过定期的随访，可及时发现癌症患者的心理问题，以及时采取有效的心理治疗。

随访过程也是让患者获得正确的健康、康复指导的重要途径。肿瘤疾病在其发生、发展过程，以及在疾病的诊断、治疗的过程中，对于患者的影响是明显而巨大的。这样的过程也是患者养成正确的生活习惯，学习规范的健康理念的过程。由于肿瘤疾病的特殊性特点，在疾病的诊断、治疗过程中通过随访，患者可在营养饮食、运动锻炼、心理疏导等方面，得到医生的正确康复指导。同样，医生通过随访、观察可以获得有价值的第一手数据，以供临床研究使用。

结肠癌患者的临床随访

不同术后分期的结肠癌患者，随访计划和随访时间会有所差异。临床Ⅰ期的患者，术后每 6 个月随访一次，共计持续 5 年左右。而临床Ⅱ～Ⅳ期的患者，则每 3 个月随访一次，总计约 3 年，然后每 6 个月随访一次，直至术后 5 年。5 年以后则每年随访一次即可。

对于Ⅰ～Ⅲ期的患者，随访过程中强调常规的体格检查，尤其强调肛门指诊，检查血液 CEA 水平，实施肝脏超声检查，每年进行一次胸腔、腹腔和盆腔的

CT 检查,同时进行结肠镜检查。有肿瘤标志物升高的情况时,则需要实施胸腔、腹腔和盆腔的增强 CT 检查。对于临床Ⅳ期的结肠癌患者,胸腔、腹腔和盆腔的增强 CT 检查则推荐每 6 ~12 个月检查一次。肝脏超声造影检查仅适用于普通超声或者是 CT 检查中怀疑有肝转移的时候,才进行的检查内容。

肠镜检查的策略:推荐术后 1 年内进行结肠镜检查,如果术前因肿瘤梗阻无法行全结肠镜检查者,术后 3 ~6 个月需要实施一次检查。每次肠镜检查中若发现进展期腺瘤(绒毛状腺瘤,直径大于 1cm,或有高级别不典型增生),则需要在 1 年内复查。若未发现进展期腺瘤,则 3 年内复查,然后每 5 年一次。

PET - CT 虽说是一种具有功能显示的高级别影像学检查,但在随诊中仅推荐用于临床怀疑复发,常规性的影像学检查为阴性的时候,比如持续性的 CEA 水平升高等。而不推荐将 PET - CT 列为常规随访、监测的手段。

直肠癌患者的临床随访

直肠癌的随访计划和随访时间与结肠癌一样,受到不同术后分期差异的影响而有所差异。临床Ⅰ期的患者,术后每 6 个月随访一次,共计持续 5 年左右。而临床Ⅱ ~ Ⅳ期的患者,则每 3 个月随访一次,总计约 3 年,然后每 6 个月随访一次,直至术后 5 年。5 年以后则每年随访一次即可。

在随访检查过程中,对于Ⅰ ~ Ⅲ期的患者,随访过程中强调常规的体格检查,尤其强调肛门指检,检查血液 CEA 水平。对于临床Ⅰ ~ Ⅱ期的患者,实施肝脏超声检查,每年还需要进行一次盆腔的核磁共振增强检查。对于临床Ⅲ期患者,或者是 CEA 检查异常,或者是超声检查异常的时候,每年则需要进行一次胸腔、腹腔和盆腔的增强 CT 检查,同时进行结肠镜检查。

直肠癌术后结肠镜随访的主要目的是发现新生腺瘤或多原发癌,高位直肠癌的吻合口局部复发是很少发生的,而低位直肠癌的吻合口局部复发可以通过肛门指诊来监测。

肠镜检查的策略：推荐术后1年内进行结肠镜检查，如果术前因肿瘤梗阻无法行全结肠镜检查，术后3~6个月检查。每次肠镜检查若发现进展期腺瘤（绒毛状腺瘤，直径大于1cm，或有高级别不典型增生），需在1年内复查，若未发现进展期腺瘤，则3年内复查，然后每5年检查一次。

PET-CT仅推荐用于临床怀疑复发，但常规影像学阴性的时候，比如持续性CEA升高等，不推荐将PET-CT列为常规随访、监测手段。

肺癌患者的临床随访

非小细胞肺癌患者的临床随访

对于治疗完成以后，无临床症状或者是临床症状稳定的患者。根据不同的临床分期实施不同的临床随访时间。

临床Ⅰ~Ⅱ期和可以切除的ⅢA期患者，治疗后每6个月随访一次，持续2年时间，在此期间除了常规体格检查以外，每6个月进行一次胸部CT平扫，同时进行腹部CT或者是超声检查，对于胸部增强CT检查则不作为必要的推荐。此后3~5年时间里，每年随访一次，相关的检查频率也是以每年一次进行推荐。5年以上时每年随诊一次。

对于那些不可手术切除的非小细胞肺癌患者，实施了放化疗治疗结束以后，其检查、随访的时间明显变得频繁，在前3年时间里，患者需要每3~6个月进行随访一次，而第4~5年时间里则每6个月检查、随访一次。5年以后则每年随访一次。每次随访中进行的相关检查则与早期患者相似。

对于Ⅳ期患者，临床随访的时间则缩短为每6~8周进行一次。在随访过程中，除了建议常规进行胸部增强CT检查外，对于那些合并有脑转移、骨转移者，还需要实施定期的脑部磁共振成像（MRI）、骨扫描等检查。

在Ⅰ~ⅢA期非小细胞肺癌局部治疗后的随访中，常规不需要进行头颅CT

或 MRI、骨扫描或全身 PET－CT 的检查，仅当患者出现相应部位的临床症状的时候，才会建议患者进行对应的检查。ⅢB～ Ⅳ期非小细胞肺癌患者，则不建议采用 PET－CT 检查作为常规的复查手段。

接受完全性切除术后的早期肺癌患者，术后随访的目的在于更早地发现肿瘤复发或第二原发肺癌，并及时干预处理，以期延长患者的总生存期，提高生活质量。根治性术后非小细胞肺癌患者接受随访监测的目的更加明确，也更加积极、主动。

小细胞肺癌患者的随访

小细胞肺癌患者由于病期、病情较为复杂，疾病变化多端，在临床随访过程中涉及的内容也较为广泛，是临床随访中的重点内容。

对于局限期小细胞患者而言，在最初的 1～2 年时间里，患者的随访推荐每 3 个月进行一次。到了第 3 年，每 6 个月随访一次，此后的随访则每年进行一次。在随诊过程中，除了实施病史、体格检查以外，还需要对胸部、腹部、盆腔进行增强 CT 检查。对头颅进行增强核磁共振检查、全身骨扫描以及颈部、锁骨上淋巴结彩超检查。在日常的检查中，随诊的肿瘤标志物也是一个重要的内容。

症状恶化或新发症状者，即时随访。头颅检查首选头颅增强 MRI，不适合做 MRI 的患者可行头颅增强 CT 检查。血液学检查适合有临床指征者。

食管癌患者的临床随访

食管癌实施内镜下治疗的患者，实施食管肿瘤根治性切除或者是放疗、化疗后的患者，在实施治疗术后的第 1～2 年中，建议每 3～6 个月实施随访一次。术后 3～5 年中，建议每 6～12 个月复查随访一次，若无残留或者复发者，此后每年复查一次。在检查中，除了常规的病史和体检检查以外，还需要进行颈部、胸部、腹部的增强 CT 检查，颈部超声检查，内镜检查中注意应用碘染色及病理组织学活检。

增强检查时应该使用静脉注射和口服对比剂增强。颈段或胸段食管癌距环咽肌 <5cm 应进行颈部、胸部、腹部 CT 检查。如果颈部、胸部、腹部 CT 不能完成，或患者存在有 CT 静脉造影的禁忌证，可以考虑进行颈部、胸部、腹部平扫 CT，以及颈部及腹部超声检查补充。目前，临床上不推荐将 PET – CT 作为食管癌随访的常规检查手段。

上消化道造影检查术后可不作为常规检查项目，推荐用于有相关症状的患者，应包括残端食管及胸胃，如果发现残端食管新发病变、吻合口狭窄或充盈缺损，需要进行内镜检查。食管造影包括下咽及全段食管，如果发现食管病变复发，需要进行内镜检查。

对于术后患者，如果有症状或其他检查发现可疑吻合口或胸胃复发，可再行内镜检查，明确诊断。对于未行手术的患者，可每年复查一次内镜。

肿瘤疗效评价

恶性肿瘤的发生率逐年提高，目前已经成为严重威胁人们健康的主要致死性疾病。近年来，随着肿瘤诊疗技术的日益更新，肿瘤疾病的治疗效果也获得了长足的进步，恶性肿瘤患者的生存时间越来越长，肿瘤疾病真的成为一种慢性病。

肿瘤患者被确诊之后，多数情况下会实施一系列的抗肿瘤综合治疗，包括手术、化疗、放疗、靶向、免疫治疗等一种或几种方法联合治疗。治疗结束后以及随后的长时间随访过程中，临床上需要对肿瘤患者实施定时或者不定时的检查与疗效评价。对于肿瘤患者实施的疗效评价，通过一些辅助手段及临床表现去证实治疗的疗效，确定肿瘤的治疗处于好转、稳定还是疾病发生了进展，这样也可以评价目前的治疗，同时确定未来治疗的策略。

观察临床表现

肿瘤患者在疾病的早期虽然缺乏明显、典型的临床症状，但是，随着疾病的进展，很多患者往往会表现出一些局部或者全身的表现，这样的表现可以是非特异性的，也可能不是肿瘤疾病所特有的，如疲乏、乏力、精神萎靡、周身不适、食欲不振、纳差、消瘦等，实施行之有效的治疗以后，原有的这些临床症状就会明显改善或消失。这种表现也是十分明显、突出和直观的，治疗的改善就会使得这些表现获得改善，这样的改善在患者身上的表现也最为直接，用一句简单的话说，在自己身上的表现也是最为直接和明确的。有的患者，其身体一般情况的改善程度，甚至在一个治疗评价周期中即可以表现得十分明显，其感受往往早于影像学的检查，这种结果自然预示着肿瘤疾病向着好的方向发展，也提示肿瘤细胞被有效地杀伤、抑制。

影像学检查

随着一段治疗时间的完成，多数肿瘤患者都习惯进行影像学的检查，如超声、CT、MRI 等，以此来评价肿瘤在治疗期间的大小变化，对于部分肿瘤还可以评价肿瘤组织的强度、密度数值，这样的评价指标目的都是为了监测治疗疗效，对肿瘤的治疗干预结果进行评价。肿瘤的影像学检查之后，临床医生会根据实际情况，依据实体瘤 RECIST 疗效评价标准，根据诊断的标准分为疾病进展、稳定、部分缓解、完全缓解。与此同时，对于部分肿瘤和疾病损害，在影像学检查中还要提示肿块或者疾病损害的缩小或消失，有或者无等，这些也都提示临床治疗的有效性等情况。应该说，影像学检查是目前实体肿瘤疗效评价的客观指标，也是临床上使用最为广泛的指标，有利于治疗前后的比较。

实验室检查

多数情况下说的是抽血化验检查。肿瘤标志物是衡量肿瘤变化的指标之一，但是，这并不是金标准。在诸多肿瘤患者中，肿瘤标志物的改变的确可以反映出疾病状态，尤其是肿瘤的治疗情况。但是，还有很多原因也会引起肿瘤标志物的升高或者下降，这就是所谓的假阳性、假阴性的结果。因此，肿瘤标志物的改变不能完全作为评价肿瘤治疗情况的指标，这个数值在多数情况下也只具有参考价值，还要结合患者的一般情况、影像学检查来进行综合评判。此外，对于肿瘤标志物等指标，临床应用过程中强调动态观察与评价，同时还要观察检测值与参考值之间的差距，综合评价才具有意义。

肿瘤的治疗疗效评价是一个多因素、多手段综合评估的过程。切不可一味地强调某一个指标变化而过分纠结于检测的结果。正如这句话所说："对于疾病反应的自身感受是真实的，但是你需要考虑精神因素的干扰。"影像学检查是目前较为客观的指标和手段，但是，也要结合自身的感受，排除治疗和药物的不良反应干扰。

肿瘤患者的心理问题

肿瘤疾病作为一种特殊的身心性疾病，心理性因素在疾病诊疗过程中的作用和影响是明确的，也会直接、间接地影响着肿瘤患者的诊疗疗效。所有的肿瘤患者几乎均同时存在着躯体和精神心理症状。发生这些问题的不仅局限于患者，在部分患者的近亲属、亲人、朋友中也会不同程度地存在。

在肿瘤患者中，精神性症状的出现是明确的，也会表现得多种多样。在疾病的不同阶段，各种心理问题的表现也会有所差异，表现的程度也存在着差异，但是对患者的影响却是明确的。

否认

否认是患者的一种常见的防卫机制，代表了一种能力，即患者借助忽视面临的事实，来抵消或减少所受到的威胁的能力。部分否认状态与患者的特殊状态有关，包括自我欺骗等，也可能是由颅脑肿瘤、生化失衡或者皮质类固醇所致。对这种不良的预后状态目前尚无有效的方法和调整措施，目前最好的方法就是根据患者的家庭、文化和宗教信仰背景，采用尽可能最好的方法帮助患者调整。

愤怒

愤怒是一种负面的动力情感，从易怒的轻度感觉到难以控制的勃然大怒不等。愤怒通常是短暂的，但可以延长或转为慢性。如果患者发怒是毫无道理的，或者针对家属、医护人员，则会疏远与上述人员的关系。愤怒会降低周围人员的容忍度，同时对躯体失能康复的积极调整产生负面影响。愤怒受到压制的时候，患者会变得孤僻、不合作甚至抑郁。

愤怒是与晚期癌症、丧亲相关的一种常见反应。在肿瘤患者中，愤怒的主要原因包括：个性特征，延误诊断，告诉患者疾病诊断的方式欠佳，对于诊断和预后的部分调整反应，延误治疗，与医生的沟通产生困难，治疗的失败，对患病产生不公平心理，有被寄托者抛弃的感觉。

愤怒是对不幸消息的一种正常反应，作为医护人员需要认真地听取患者所表达的内容，查找具体原因，稳定患者的情绪，适当地保持沉默可能也是一种有效的治疗模式。伴有临床抑郁症状的可以实施抗抑郁治疗，慢性发怒的患者则需要进行心理咨询、精神治疗或宗教顾问。

惊恐

惊恐是对重大威胁的保护性“斗争或逃避”反应的一种发作性、病理性不安，惊恐是一种生理性的要求，是短暂性的，不可能持续存在，会与各种自主神经症状并发。目前对惊恐的评价采用的是DSM－Ⅳ标准。

纠正可逆转的因素是治疗的有效手段，包括使用抗癫痫类药物治疗。非药物性治疗则需要在特殊的门诊实施治疗技术干预。药物治疗多数使用安定类药物，如苯二氮䓬类、阿普唑仑、氯硝西泮等，也可以与抗抑郁、焦虑药物联合使用。

焦虑

焦虑是容易产生的一种不愉快的情绪。可以是急性、一过性的，或者慢性、持续性的，程度轻重不等，也可以是弛张或多变的。肿瘤患者睡眠极差，思梦，或夜间不愿独处，甚至是白天也会这样时，提示重度焦虑。

焦虑产生的原因多样，多数与疾病分期相关，多因素分析表明焦虑也与情境、躯体器质性、继发性精神病、药物源性因素、患者心理等原因相关。肿瘤患者的焦虑很常见，其发生率可以＞70%。尤其在末期发生率更高，可以随着躯体疾病的存在和其严重程度的增加而增加。严重的焦虑可以表现出躯体症状，包括心悸、呼吸困难、口干、吞咽困难、厌食、恶心、腹泻、尿频、眩晕、出汗、震颤、头痛、肌痉挛、疲倦、四肢乏力和胸痛等。

对焦虑的治疗是控制疾病的重要内容，尤其是要明确引起焦虑的病因，纠正可逆转的原因，并实施对应的治疗措施。焦虑可以采用非药物性精神心理治疗，如精神心理、音乐、催眠、放松疗法等。对于部分严重的患者及末期患者可以应用苯二氮䓬类、抗抑郁药、抗精神类药物实施抗焦虑药物治疗。

抑郁

抑郁症是一种抑郁性疾病，在晚期肿瘤患者中的发生率大约为 5% ~15%。另外 10% ~15% 的患者可以伴有抑郁症状，因此其发生率也相对较高。识别抑郁是疾病诊疗中的重点，也是实施常规治疗的基础，并可使 80% 以上的患者获得改善。

重度抑郁是患者危害性的主要表现，主要包括抑郁的心境，对几乎所有的活动都明显丧失兴趣和乐趣，出现明显的体重减轻或增加，失眠或睡眠过度，精神运动性激越或迟滞，注意力受损，疲劳乏力，无价值感和有自杀意念。

姑息治疗抑郁症的总目标包括：临床医生应该尽力提供最大化的症状缓解，主要是借助抗抑郁药物。整个姑息治疗团队都应该针对患者的照护和陪护等要求来恢复患者的情绪。应该优选针对病理因素所致症状的控制，维护和促进有意义的关系，安排患者参与各项有益活动等，做好最大化生存质量的各项努力。

失眠

部分肿瘤患者白天瞌睡，夜间睡不好。确定是夜间部分时间还是多数时间失眠对治疗来说是重要的，失眠(难眠之夜)是对家属和陪护人员的一个重要考验。

患者在夜间大多数时间都不能入睡的情形需要评估，这有可能是一种早期可逆转的原因。引发肿瘤患者难眠的原因主要包括生理性原因及失眠的刺激，如灯光、噪声、尿频、白天睡觉等。导致难以缓解的症状的原因包括疼痛、呼吸困难、呕吐、二便失禁、腹泻、瘙痒、镇静药物以及正常的老化现象等。除以上原因外，还包括精神心理原因和药物性原因等。

在治疗上，首先需要纠正可逆转的病因，如缓解心理障碍的症状。如果有夜间疼痛，则应酌情使用止痛药物改善。非药物性治疗主要是对病因进行相关的处理，必要时可以实施理疗、放松疗法、心理治疗等。药物治疗是治疗失眠的主要手段之一，包括调整医源性病因，使用镇静剂等。

肿瘤康复期如何进行营养管理?

近年来，随着科技的发展，肿瘤诊疗技术也取得了突飞猛进的进步，虽然在全球范围内恶性肿瘤的发生率明显提高，但是，由于对肿瘤患者的治疗有效，死亡率下降，使得恶性肿瘤患者的生存期获得了明显的延长，恶性肿瘤已经实现真正意义上的慢性病管理模式。

随着肿瘤慢性病管理模式的发展，肿瘤康复和肿瘤康复期相关诊疗工作成为肿瘤患者疾病诊疗延伸过程中的主要内容。这些内容和相关的知识也是肿瘤科医生、护士均需要掌握的，以往大家都把注意力集中在肿瘤的治疗、疗效和副作用等方面，目前看来，更加需要关注的是康复期的诸多因素，而其中康复期的营养补充则成为重点。

能量供给

肿瘤患者康复期的能量摄入，需要参考健康人群的标准，以及患者体力活动等情况来决定实施，一般来说，能量的供给推荐约为 25 ~ 35kcal/(kg · d)(1kcal = 4.18 kJ)。能量的摄入不足时，需要通过适当提高膳食摄入的能量密度来满足。

碳水化合物

肿瘤患者的碳水化合物主要来源是食物，包括糖类、谷物等，如水稻、小麦、玉米、大麦、燕麦、高粱等，水果如甘蔗、甜瓜、西瓜、香蕉、葡萄等，还有干果类、干豆类、根茎类蔬菜等。在胃肠功能允许的情况下，摄入碳水化合物的种类越丰富越好，包括增加全谷物食物及蔬菜水果的摄入，限制添加糖的摄入。

肿瘤患者在康复期内，如不存在胰岛素抵抗情况，其摄入比例与健康人群可以是一致的，一般为50%～65%。若存在胰岛素抵抗等情况，碳水化合物所占的供能比应适当地降低，约为40%或更低。

蛋白质

蛋白质主要来源于肉、蛋、奶和豆类食品等。一般而言，来自动物的蛋白质含有充足的必需氨基酸。植物性蛋白质通常会有1～2种必需氨基酸含量不足。

人体必需的氨基酸一般有8种，这些氨基酸无法由机体自行合成，必须从食物中摄取，其中任何一种必需氨基酸的存量不足，就无法合成充分的蛋白质以满足身体需求，也会导致其他蛋白质的相对过剩、浪费，因此，确保足够的必需氨基酸摄取显得十分重要。

对于肝肾功能无明显异常的患者，蛋白质的摄入应该保持充足，一般建议达到1.0～1.5g/(kg·d)，其中，优质蛋白质占总蛋白质质量的50%以上。

脂肪

如不存在胰岛素抵抗，膳食中脂肪供能应占全日总能量的20%～35%。若存在胰岛素抵抗，可在保证必需脂肪酸摄入的基础上，增加中链甘油三酯的摄入，并适当减少碳水化合物的摄入，以此优化糖脂比例。

同时，在脂肪摄入的过程中，应限制动物脂肪等饱和脂肪酸的摄入，增加n－3多不饱和脂肪酸和单不饱和脂肪酸的摄入，如多选择深海鱼，增加茶油、橄榄油的食用。

营养补充剂

人体通过均衡的饮食，完全可以摄入生命所必需的各类微量营养素，也就是说，在非必要的情况下完全没有必要，也不需要盲目地使用营养补充剂。

当临床上可疑或者可能存在膳食摄入营养素不足，或者经过生化检查、临床表现证实存在有某种营养素的缺乏或者不足的时候，则需要在营养师、临床医生的综合评估后再针对性地使用。

营养支持

常规饮食是肿瘤康复期的主要饮食建议，而口服营养补充(ONS)可作为患者正常饮食以外用来改善营养状况的有益补充，也是继饮食与营养教育后的首选营养支持方式。在肿瘤患者获得完全缓解以后，饮食应保持多样化，多吃新鲜的蔬果和全谷类食物，摄入充足的鱼、禽、蛋、乳和豆类，减少红肉并限制加工肉类的摄入。

对于那些因为疾病、治疗因素而导致的早饱、纳差等不适症状，则建议少量多餐，减少餐时液体摄入，适当实施餐间补充水分等模式进行饮食调整。

运动和心理

肿瘤康复期患者的运动和心理康复具有举足轻重的作用。这些工作建议在专业人士的指导下，选择适合自身机体状态、特点的，具有规律性的身体活动，并遵循循序渐进的原则实施。同时，也需要实施必要的对心理问题的心理疗法、心理干预。这些均会对肿瘤患者康复期的营养管理起到积极的作用。

肿瘤患者康复期的微量元素补充

人体内各种营养素可以为机体提供能量，构成机体成分，参与组织修复，具有生理调节功能等作用。在这样的过程中，均衡营养就显得十分重要。对于肿瘤患者而言，由于疾病原因，或者是肿瘤治疗因素而导致的各种营养素缺乏也较为常见，特别是对于膳食结构不合理、摄入营养不足的患者就更加显著。

营养素的缺乏会引发很多临床相关性问题，尤其是在肿瘤的康复期，甚至可以引起肿瘤的复发、转移，因此成为肿瘤康复期中值得关注的重要问题。

肿瘤患者营养素缺乏与肿瘤复发、转移之间的关系：

缺乏胡萝卜素

肺癌是全球范围内发病率居于第一的恶性肿瘤，在肺癌的发生、发展过程中，烟草、二手烟、厨房油烟是主要影响因素。研究表明，人体缺乏 β－胡萝卜素也是诱发肺癌的主要因素之一。长期吸烟、肺结核和矽肺患者更加易患肺癌，适当补充富含 β－胡萝卜素的食物，如甘薯、胡萝卜、菠菜、芒果、木瓜、豆腐等则较为有益。此外，也有研究显示，肺癌患者补充过量的 β－胡萝卜素制剂可能导致肺癌复发、转移，所以食物来源途径补充 β－胡萝卜素显得更加安全、稳妥。

缺乏维生素 D

有研究显示，乳腺癌患者体内的维生素 D 含量往往较低，体内维生素 D 缺乏的乳腺癌患者的生存预后明显较差，病死率也相对较高。因此，对于具有乳腺癌家族史、未生育、中老年、月经初潮较早或绝经较晚的女性来说，应该鼓励增加鱼肉、牛肉、猪肝、鸡蛋黄等富含维生素 D 的食物的摄入，经常晒太阳也可以促进机体合成更多的维生素 D。

缺乏膳食纤维

燕麦、蔬菜、水果、豆类和糙米等食物均是富含膳食纤维的优质食物来源，膳食纤维可以改善肠道功能，软化大便，促进胃肠道蠕动，吸附肠道中的毒素，减少毒素在肠道的吸收，这些均可降低罹患结肠癌的风险。尤其是可溶性膳食纤维，可以促进肠道中有益菌群的生长，改善肠道生态环境，有利于各种营养素的吸收、利用。

缺乏 ω－3 脂肪酸

ω－3 脂肪酸的缺乏与肺癌、大肠癌、前列腺癌和乳腺癌的发生直接相关，也会增加罹患肿瘤疾病的风险。在乳腺癌患者中，胸部脂肪组织中 ω－3 的数量少的女性，肿瘤细胞发生转移、复发的概率比其他人高 5 倍以上。

缺乏维生素 C

均衡饮食是保障机体均衡营养的重要保障，在日常饮食中，我们需要关注的营养成分很多，正常的蔬菜、水果饮食可以保证身体中维生素 C 含量的稳定，也是避免和减少胃癌、食管癌发生的重要因素。此外，适当地补充维生素 C 还可以促进胶原蛋白合成，维持胃黏膜组织和食管上皮组织健康，保证上皮组织的损伤修复。

肿瘤过度治疗

一谈到“过度治疗”这个话题，有人欲言又止，有人感到高深莫测，当然更多的人还是处于一个“火喷”状态。细想这个似乎是医疗行业内部的问题，其实它分明是一个社会性的问题。

随着医疗技术水平的日渐提高，“谈癌色变”已经逐渐成为肿瘤诊疗的过去式，尤其是近些年来，随着靶向药、免疫疗法以及循证医学、多学科会诊制度的出现，肿瘤的治疗也迎来了巨大的变化，患者的生活质量明显提高，治疗过程中的不良反应也较以往改善了很多，恶性肿瘤的治疗已经逐渐朝着慢性病管理的模式发展。

不管是谈癌色变也好，还是慢性病管理也罢，在目前的临床肿瘤诊疗中，总会看见肿瘤过度治疗的身影，很多时候大家都会有“反正不吃亏”的想法，殊不知，过度治疗给患者带来的危害是巨大的，甚至是不可估量的。

过度治疗会加速病情进展

过度治疗的危害：患者身体受过度治疗的损害，生活质量下降，遭受更痛苦的折磨，家庭经济压力增大，患者和家属心理压力增大。

面对肿瘤，应该如何实施应对的策略呢？抗肿瘤治疗是必须进行的，治疗需要具有针对性、规范性，应在专科医生遵循循证医学依据的情况下，采用多学科诊疗的模式实施治疗。诊疗还要与患者、患者家属及时沟通，在知情同意的情况下实施治疗。

避免术后过度治疗

对于可以实施手术治疗的患者，临床分期一般比较早，实施手术治疗以后通过化疗、免疫治疗可以很好地改善肿瘤患者的治疗疗效、诊疗预后。但是，这样的术后化疗也不是都必须实施的，在充足的循证医学证据的基础上，治疗方案、药物选择、药物剂量、治疗周期等内容都具有循证依据。过度与不足的术后治疗对于患者来说都是有危害的。

避免过度的放疗、化疗，围治疗期的注意事项

根据原发肿瘤的病理学、基因检测信息，淋巴结转移情况，再结合患者的一般性情况，考虑实施放化疗的模式和治疗方式。科学地选择适宜的治疗药物、方案组合、治疗周期。加强诊疗期间血常规、肝肾功能、出凝血指标的检测，评估治疗的安全性、耐受性。准确评价治疗的毒副反应。

治疗方案的专科化、多学科医生制定、实施，保证治疗的适宜性、专业性、科学性、规范性。组织病理学检查是肿瘤诊断的金标准，也是实施抗肿瘤治疗的基础条件。无病理依据下的诊断性、实验性放化疗是不可想象的，也是绝对不允许的。

避免靶向药过度治疗

靶向治疗药物是21世纪抗肿瘤治疗中最伟大的发明之一，根据对肿瘤病理组织实施的精准基因检测结果，准确选择靶向治疗药物是疾病诊疗的基础。在治疗过程中根据病情的发展、演进和可能趋势，实施有计划、有选择的组织病理学、基因检测和再检测可以为临床提供准确的治疗药物选择，也是耐药后选择轮换药物的基础。

诊疗过程中不推荐实施靶向药物的盲试，任何靶向治疗都需要定时进行诊疗疗效的评价，适时决定药物的使用、停药，各类靶向药之间的联合使用需谨慎。

说说免疫治疗药物的那些事

免疫检查点抑制剂(免疫制剂)在临床上的使用,可谓是近些年来抗肿瘤治疗中的一个新的高度,在21世纪初抗肿瘤治疗领域中,它与靶向治疗药物一起被称作最伟大的发现。

临床上常用的免疫检查点抑制剂主要包括PD-1抗体和PD-L1抗体,其主要的作用机制就是阻断PD-1和PD-L1之间的相互作用,阻断两者之间的联络,就会避免肿瘤细胞逃脱免疫系统和免疫细胞的追杀、杀伤。它们使肿瘤细胞可以大摇大摆地在免疫细胞的面前逃脱,或者说使机体的免疫细胞根本无法识别恶性肿瘤细胞,更不用说去消灭它们了。肿瘤免疫治疗,就是通过阻断、识别肿瘤细胞的乔装打扮,协助机体免疫系统顺利杀伤肿瘤。

免疫制剂的快速发展是在最近短短的5~6年时间里,国内外就有接近20种PD-1、PD-L1等制剂陆续上市。我国在此类药物的研发方面占据了大半的“江山”,在各种药物的临床使用和临床研究中更是获得了多种肿瘤的广泛临床适应证。随着免疫制剂在临床上的广泛应用,我们对于免疫制剂也有了更多、更好、更全面、更安全的知识掌握。与此同时,免疫制剂的价格也真的是成了“白菜价”,即便是自费使用,其压力较前也明显减轻。

面对着如此之多的免疫制剂,你是不是有些“挑花眼”,出现“选择困难症”了呢?在实际的临床诊疗过程中,其实不用如此为难,在临床应用中,医生们会兼顾药物的疗效、不良反应、价格、可及性等因素综合考虑,使用其中最为主要的原则就是免疫制剂的获批适应证。

有人说,免疫制剂是目前抗肿瘤临床治疗中使用最为广泛的药物,也是临床应用中具有良好应用前景的药物,可是,再好的治疗药物在使用的过程中也会出现治疗失败,或者是治疗耐药的情况。面对这样的情况,那些治疗失败,身体等一般状况尚好,已经明确没有可以推荐使用的药物或者治疗方案的患者,免疫治疗药物即使属于未能获批相应适应证,则需要查看目前是否有对应的临床试验正在进行，毕竟这样的临床试验也是最为前沿的治疗模式。没有临床试验时，剩下的工作还是交给管床医生最为适合，医生会实施综合评估，再慎重选择。

面对着如此神奇的免疫制剂，它们的治疗疗效又怎样呢，这也是大家极其关心的内容。目前，对于绝大多数未经特殊挑选的晚期肿瘤患者而言，单独使用 PD－1 免疫制剂的时候，其单药的治疗有效率大约在 10% ~30% 。但是，在这些疾病中却有一个是绝对的例外，那就是经典型霍奇金淋巴瘤，免疫制剂单独使用的有效率可以高达 80% 。

此外，为了进一步提高免疫制剂的疗效，临床上会采取与诸多其他治疗药物、诊疗模式，如手术、放疗、化疗、靶向药物和其他免疫制剂联合使用，以此达到提升治疗疗效的目的。

就在我们反复强调免疫制剂有效性的同时，其毒副作用也是需要我们关注的主要方向。单纯就总体诊疗数据而言，免疫制剂的副作用的发生程度、发生比例还是远低于化疗药物的。临床上，最常见的副作用主要表现为以“流感”样反应为主的症状，如发热、乏力、头晕、全身肌肉酸痛、嗜睡等，上述症状可以在约 1/3 的患者中出现，常规性的对症处理即可以获得临床症状的逐步缓解和改善。

说到这里，你也不要觉得免疫制剂就是“小绵羊”，在临床上约有 5% ~10% 的患者也会出现严重的、免疫相关的炎症反应，如免疫性肺炎、免疫性肠炎、免疫性肝炎，甚至是免疫性心肌炎，部分患者还会出现垂体炎和甲状腺功能减退症。对于这些免疫性炎症，临床上要给予高度的重视，随时观察病情变化，脑子里要有这种特殊性不良反应的信号，早期发现、早期诊断、及时处理，否则偶尔也会出现致命性的危害。但就严重不良反应而言，对于肿瘤患者的每一个个体来说没有所谓的百分率，有的要么是 0，要么就是 100% 。

免疫治疗虽然具有较好的治疗疗效，但是，对于大多数实体肿瘤来说，免疫治疗药物的起效时间却需要 2 ~4 个月。也就是说，免疫治疗药物是典型的“慢性子”，所以，也提示我们在进行免疫治疗药物疗效评价的时候不宜过早，一般来说以 6 周左右，即 1 个半月或者是 2 个治疗周期较为适合。

在实施影像学检查的过程中，肿瘤缩小自然是提示治疗有效。但是，在部分患者的第一次复查过程中，部分肿瘤不只是没有缩小，甚至还会略有增大，但是，在患者的临床表现中却可能出现明显的症状和身体状况改善的情况。此时就需要临床医生进行全方位的要素收集、综合评价。需要鼓励患者继续用药，再择期进行第二次复查。

免疫制剂既然有上述诸多的临床特点，那么我们最为关心的就是能否找到一个预测免疫制剂使用疗效的标志物，这样就使免疫治疗更具针对性。在几年来的临床摸索中，人们发现了很多免疫预测指标，但是，它们都有着各种不足之处，尚难以实施综合、完整、全面的评价。

也有部分指标，可以在某些特定的情况下使用，也具有一定的作用，如 PD－L1 的表达水平，这一指标在肺腺癌、恶性黑色素瘤、膀胱癌、头颈部肿瘤中具有一定的预测意义，PD－L1 表达率越高，肿瘤免疫治疗的有效率越高。在消化道肿瘤患者中，MSI/dMMR 阳性的患者很适合使用免疫制剂治疗。肿瘤突变负荷 TMB，是一个表示肿瘤突变基因的检测项目，在单位长度的 DNA 上含有的肿瘤突变越多，其使用免疫制剂的有效率就越高。

“一个好汉三个帮”，在免疫治疗中也是这样。免疫制剂在单打独斗的时候，其有效率约在 10%～30%，但是，当有针对性地联合其他治疗药物，或者是其他治疗手段的时候，其治疗疗效可以获得大幅度的提高。目前，主要的联合方式包括联合化疗、放疗、抗血管生成药物，以及联合另一种免疫治疗药物，如 CTLA－4 抗体、IDO 抑制剂、TIM－3 抑制剂等新型免疫治疗药物，或者是联合肿瘤免疫疫苗、溶瘤疫苗、免疫细胞治疗等。这些研究很多尚处于初步探索阶段，其临床尚未成熟，有待进一步研究。

“饿”死癌细胞？你又被骗了

在恶性肿瘤的诊疗过程中，总会有人提出“饿”死癌细胞的治疗模式。此模式看起来经济实惠、简便易行，但是，在实践过程中却很少见到。因为当患者已出现营养不良的时候，肿瘤细胞却依旧在生长，如此下去，患者反而会先被饿死。

在临床上，有肿瘤细胞存在的身体，就极容易发生营养不良和营养素缺乏。

低能量状态的身体多数会出现消瘦、乏力、贫血、精神萎靡、头晕等症状。因此可以说肿瘤疾病也是一种营养性疾病、代谢性疾病。肿瘤患者的营养不良和代谢紊乱不仅会影响患者的一般状况，还会影响患者的治疗疗效，导致患者的治疗耐受性差，还会引发诊疗并发症显著增加，严重影响其疾病诊疗与康复。

人体组织、细胞的主要成分都是蛋白质，肿瘤细胞也是如此。而且，相较于正常组织、细胞，肿瘤细胞发生、发展、增殖的过程需要更多的蛋白质和能量，其中的道理也是很好理解的。

当机体中存在肿瘤细胞的时候，营养需求与能量消耗只是其中的一个方面。肿瘤细胞的破坏效应、免疫反应、炎性作用等相关机制，均可以诱发骨骼肌和内脏蛋白的代谢加速，再加上各种抗肿瘤治疗的影响，这些会给肿瘤患者的营养不良状态雪上加霜。因此肿瘤疾病是一种营养性疾病、代谢类疾病的说法也就不难理解了。

目前，在临床上没有证据表明营养供给会促进肿瘤细胞的生长。减少或停止营养支持，肿瘤细胞会大肆掠夺正常组织细胞营养，导致营养不良、组织器官受损、免疫功能下降的严重程度加重，降低患者生活质量，甚至会加快患者死亡。关于营养的补充，从吃的途径进行是一个科学、有效的方式。

平衡膳食、维持营养、适宜的食物供给对于肿瘤患者的营养预防有积极的作用。其中平衡膳食的主要内容就是做到食物的多样化。具体的建议包括：

谷类、薯类、杂豆类的食物品种数平均每天食用 3 种以上，每周 5 种以上；

蔬菜、菌藻、水果类的食物品种数平均每天食用 4 种以上，每周 10 种以上；

鱼、蛋、肉类食物品种数平均每天食用 3 种以上，每周 5 种以上；

奶、大豆、坚果类的食物品种数平均每天食用 2 种以上，每周 5 种以上。

除了限制含糖饮料以外，为了满足机体对水分的需求，最好饮用水、茶或不加糖的咖啡，限制饮酒，最好不喝酒。同时，也不推荐吃各类膳食补充剂，毕竟，每日从正常膳食中获取的营养成分已经足够了。

说到从饮食中获得能量与营养成分，很多人自然就会联想到饮食中的忌口问题，强调饮食中的各种限制，毫无道理地说明“发物”不能吃等内容，这些都是饮食中的误区。

其实，对于肿瘤患者来说，新鲜的食物没有好坏、对错之分，最重要的是要做好搭配和烹调加工。肿瘤患者一般不需要忌口，饮食中强调的是新鲜、卫生、烹调合理。所谓的饮食禁忌主要包括：烟、酒、霉变食物、烧烤、腌制食物、油煎食物、油炸食物。在食物的选择中没有绝对的禁忌，均衡饮食、营养全面才是最重要的。

肿瘤患者相比于健康人群需要的是更加丰富、全面和科学的营养支持。营养搭配绝对不是强调吃保健品或昂贵食材,合理的饮食搭配、均衡营养才是最重要的。

你是猴子搬来的救兵吗?

一提起激素,很多患者和患者家属就直摇头。在大家的印象中,激素虽然有救命的作用,但是使用激素也会产生许多不良反应,也就有了"激素是猴子搬来的救兵"之说。其实,这种情况也是大家对于激素的了解不够所致。

近年来,随着免疫检查点抑制剂(免疫制剂)在临床上的广泛使用,在治疗过程中出现的免疫相关毒副反应(irAEs)也逐渐增多。尤其是发生重度不良反应的时候,激素的应用就成了 irAEs 治疗时的基本模式和治疗用药,在 irAEs 发生的早期适宜地使用激素进行干预,是 irAEs 综合干预、治疗和管理中的重要一环。

免疫制剂在使用过程中发生了 irAEs,其本质是免疫系统被过度激活,继而导致了炎症反应的发生。在此过程中,机体免疫系统中的 T 细胞成为主角,包括 T 细胞的异常激活和炎症反应的发生。糖皮质激素有着强大而快速的抗炎、抑制免疫损伤的作用,能够使失去平衡的免疫过程获得纠正。

因此,在采用激素进行 irAEs 治疗的时候,平衡激素治疗的疗效与毒副作用成为治疗的主要内容和关键点。临床上,激素性药物在选择和使用的过程中,中效的激素,如泼尼松、甲基泼尼松龙一般最为适宜。临床上较少选用生物半衰期相对较长、长期使用副作用明显的地塞米松。

免疫制剂在产生 irAEs 以后,首先需要进行 irAEs 的分级,对于 1 ~ 2 级 irAEs 患者来说,经过及时、有效的激素干预治疗,这部分患者在未来的诊疗中依旧可以继续使用免疫制剂。而对于部分具有较好治疗疗效的 3 ~ 4 级 irAEs

患者，再挑战免疫治疗药物也不是不可行。

对于少部分患者，尤其是 irAEs 病情相对较为严重，即便是使用了 1～2mg/(kg·d)的泼尼松实施大剂量激素治疗以后，其治疗疗效依旧不佳，这些患者原本就属于危重或者是难治类型的患者，时常会因为未得到控制的 irAEs、继发于激素的不良反应、肿瘤进展等因素而导致出现危及生命的情况，这个自然也是患者体质、药物反应所导致的，和激素的使用与否关系真的不大。

在 irAEs 发生过程中，对于那些病情紧急、容易危及生命的重要脏器的损伤，如心脏、神经、肝脏、肺等，一般来说病程急、进展快、死亡率高，治疗上推荐使用冲击剂量的激素。对于 3～4 级 irAEs，则推荐采用大剂量激素，如泼尼松 1～2mg/(kg·d)。对于那些激素不敏感、病情控制不佳的患者，也要考虑联合免疫抑制剂、免疫球蛋白、血浆置换等使用。

对于内分泌系统组织、器官发生的 irAEs，主要以腺体分泌不足为主要表现，较少发生全身性的炎症反应，治疗上以补充生理剂量的激素治疗为主。

激素治疗的时间一般都在 4 周以上，有时可以达到 6～8 周或更长。大剂量激素治疗的时间一般控制在 2～3 周，疾病控制后则需要注意及时减量。

激素在治疗过程中固然有着不可替代的作用，但是，临床上也需要注意其不良反应的发生。长时间使用激素的时候，需要注意预防肺囊虫肺炎、真菌感染的发生，也要预防带状疱疹的重新激活。可配合质子泵抑制剂(PPI)使用以预防胃黏膜损害的发生。适当补充维生素 D 及钙剂，实施必要的负重锻炼，可以降低骨质疏松的发生风险。

肿瘤免疫治疗是一个什么样的“神器”?

如果我问大家什么是免疫力，可能很多人会毫不犹豫地回答“就是我们的身体抵抗疾病的能力”“免疫力就是要有一个好身体，吃什么都香，身体棒棒的，能抵抗所有的疾病发生”……

在这个基础上，如果再询问大家什么是抗肿瘤的免疫治疗，我想，有人会说"让肿瘤患者吃好的、喝好的、好好休息、适当运动、保持一个好心情""给肿瘤患者注射增强免疫水平的针剂"……

说到这些，其实大家对机体免疫状态、免疫水平和免疫治疗等内容的了解都有一定的局限性，或者说只是了解了有关免疫以及免疫治疗中的一个极小的范围，这也只是一个狭义的免疫概念。而临床医学上所说的肿瘤免疫治疗却是一个既传统又全新的概念，很多内容至今甚至都不是很明确。

讲究眼见为实的现代人，第一次真正意义上的认识抗肿瘤免疫治疗还是在2015年。不幸罹患恶性黑色素瘤并且发生了脑转移的美国前总统卡特，时年已经是90岁高龄了，对于这样高龄的患者，如果在过去，治疗时估计除了放射治疗改善一下局部问题以外，不再有什么更好的办法了。然而，卡特总统的黑色素瘤最终却被彻底地治好了，在这样的治疗中，一种被称为肿瘤免疫治疗的药物，即免疫检查点抑制剂的药物显示出了神奇的治疗效果。这也成为近年来抗肿瘤免疫治疗中的主要力量。

什么是免疫检查点抑制剂，什么又是抗肿瘤的免疫治疗呢?

说起免疫检查点抑制剂，首先要介绍的是肿瘤细胞的发生、发展过程。恶性肿瘤发生的起源均为生长在我们机体中的正常细胞，当机体处于具有致癌因素的环境中，或者是发生了多种具有致癌突变的时候，体内的正常细胞就可能发生突变而变成癌细胞。这样的情况随时都有可能发生。就如同在我们的社会中，总会有一些坏人存在一样。

说到这里，你是不是有些恐惧和担心了? 其实，大可不必如此。这些发生了癌变的肿瘤细胞在人体内不会引发大的波澜，这主要是因为我们的体内都具有丰富、健全的免疫系统。它们就像警察一样随时随地地对机体中发生突变的肿瘤细胞进行严格的免疫监控，而且这样的监控能力和效果十分有效，这样就可以及时地发现那些发生突变的癌细胞，并及时将它们杀伤、清除。

这种关系就如同社会上有坏人、小偷，但同时也会有警察，完善的警察抓贼能力、体系，是保证社会安定的主要因素。然而，对于一些人来说，他们的免疫系统先天就存在一些缺陷，或者是因为某些疾病使用药物等导致的机体免疫能力相对低下，这时候，再遇到部分狡猾的肿瘤细胞会"乔装打扮"，改变自己的"外貌"，或者是给机体的免疫细胞展示出"伪造的通行证"，这样就会逃出免疫细胞、免疫系统的监控，成了漏网之鱼。

随着这些肿瘤细胞的发生、发展，当它们逐渐生长成为较大的肿瘤组织的时候，这种危害就会进一步增大，肿瘤本身也会产生一些对免疫系统具有更强抑制作用的抑制性物质，这些物质会进一步造成免疫能力降低，也就使肿瘤组织不断地发展、壮大，患者的免疫水平进一步下降，产生恶性循环。而抗肿瘤的免疫治疗就是要帮助机体的免疫系统把免疫识别、监控、杀伤能力的漏洞给补上，从而使对肿瘤的免疫抑制情况解除，以恢复机体对肿瘤细胞原始的免疫监控能力来治疗肿瘤。这样的治疗也是最原始、最绿色、最天然的抗肿瘤治疗模式。

晚期肺癌不是治疗的终点

一次门诊结束以后，胸外科的齐主任和我开了一个玩笑："我今天上午的大多数时间可就为你们肿瘤内科打工了，看了几个肺癌患者都是晚期的，发现得太晚了，已经没有了手术治疗的机会，就先由你们内科治疗了。不过，最近来看结节、早期肺癌的患者真是不少，目前肺癌的诊疗进入两极分化的状态了。"

其实，齐主任说的情况一点也没有错，目前，全球范围内肺癌的发生率、死亡率都排在了恶性肿瘤的第一位，肺癌诊疗的压力也是巨大的。除此之外，肺癌患者在初次就诊的时候，约有57%的患者已经发生了远处转移，也就是肿瘤在发现的时候就已经是疾病的晚期，丧失了手术切除的机会，这是导致肺癌患者整体治疗效果不佳的主要原因。

也许正是因为肺癌预后差等，近年来，临床流行病学者建议在肺癌高危人群中开展广泛的肺癌筛查工作，以及早地发现早期肺癌，从而采取有效的干预治疗措施，肺癌获得根治也会成为平常的事情。

那么，问题来了，对于那些发现时已经是晚期的肺癌患者，我们应该如何应对呢？在临床上，对晚期肺癌的治疗更多主张使用综合治疗的模式进行治疗。对于那些没有手术切除机会的患者，尤其是局部晚期肺癌患者，治疗则需要采取多种治疗方法，千方百计地实施转化治疗或者降期治疗措施，希望能使他们有机会再手术，或者有实施综合治疗的机会。

近年来，科学技术的不断发展成为肿瘤学基础研究与临床应用的技术保证，再加上成功研发出了各种抗肿瘤新药，使肿瘤疾病的治疗获得了满意的效果。

在对肺癌进行的基础研究过程中，基于遗传特征的肿瘤病理分子分型、驱动基因检测，以及免疫检查点抑制剂的临床应用都成为肺癌抗肿瘤治疗的主要内容。

也正是因为这些方法和药物的使用，使我们原本印象中的“肺癌”这样一个单一的疾病，逐渐转变成为有着多种不同基因类型、基因亚型特点的疾病综合体。与之对应的，每一种肺癌的亚型也有着有别于其他亚型的不同临床特点和治疗模式。如此，肺癌的诊疗已经进入精准诊疗、临床个体化分子靶向治疗、免疫治疗的时代，肺癌的治疗也具有了“一把钥匙开一把锁”的性质，这种治疗模式，也使肺癌的治疗疗效获得了大幅度的提高。

除了新技术、新药的研发与临床应用外，临床肿瘤治疗过程中的诊疗理念也发生了改变。肺癌的治疗不再依赖于单一的手术治疗。对于那些已不可手术切除的晚期肺癌患者，我们也不再是无计可施、无从下手、坐以待毙的状态，很多具有针对性的诊疗措施可以实施。

在这些治疗措施中，各种方法的采用不再是单一医生经验诊疗的模式，大家共同遵循各种肺癌诊疗指南、肺癌诊疗规范、专家共识、临床试验研究等指导性计划，在规范的“肿瘤 MDT”，即肿瘤多学科会诊的模式下实施具有针对性的指导治疗。可以说，对每一位肿瘤患者的治疗都会组成一个诊疗技术团队。以上的这些诊疗模式和治疗药物，采用联合或者序贯化疗药物、靶向药物的应用，以及放射治疗、介入治疗等治疗方式的使用，可以最大限度地改善肺癌患者的诊疗现状。甚至使部分患者的生存时间获得了大幅度的延长，真正意义上实现了把肺癌的治疗转变成为与治疗高血压、糖尿病相似的慢性病管理模式。

在未来的肺癌治疗中，晚期肺癌的这个说法可能不会再有，大家对它的称谓会不会变成一种全新的慢性病呢？

免疫治疗出现耐药时要看具体原因

免疫检查点抑制剂治疗(免疫制剂治疗)是近年来新兴的抗肿瘤治疗手段,取得的成绩也有目共睹。但是,毕竟是新药的临床使用,基础研究和临床应用研究中的经验不足也是不争的事实。

耐药是肿瘤治疗过程中一个棘手的话题,对于免疫治疗也是如此。免疫治疗药物的耐药性可以分为原发性耐药、获得性耐药,这些多数均发生在治疗初始反应之后。免疫治疗耐药反应的发生是一种免疫抵抗的适应性反应,也就是恶性肿瘤被免疫系统识别以后,又出现了适应免疫攻击的反应,这些因素会受到与肿瘤直接、间接的内在、外在的诸多因素的影响。

不同的肿瘤组织类型也会发生不同的耐药反应,如"免疫荒漠"型的患者,从名字就可以理解为此类型患者的免疫状态就如同沙漠一样,不适合草木生长,因此在实施免疫治疗的时候,其免疫细胞功能、免疫反应几乎没有体现,免疫治疗自然无法获益。对于此类患者,有选择性地联合使用化疗、放疗、靶向治疗,或者是其他的免疫药物的时候,也可能从中获益。

在产生耐药的过程中,还有一种被称为"免疫排除"型的,其耐药产生的机制主要是基质方面的因素,主要指肿瘤的微环境,也就是与肿瘤直接、间接相关的"左邻右舍"。其中包括机械障碍、血管因素、免疫抑制趋化因子状态等内容。俗话说"一个好汉三个帮",这些与肿瘤发生、发展具有直接、间接关系的周围环境因素也是直接影响免疫治疗效果的主要因素,它们出了问题,发生耐药自然可以理解。对于这部分患者,在治疗中实施与抗间质、抗血管生成药物联合使用可能会使治疗受益,或者改变其耐药状态。

还有一种引发免疫治疗耐药的类型被称为"免疫炎症"型,其耐药产生的机制主要包括T细胞耗竭、抑制性细胞、细胞因子或者是产生了替代检查点等方面的问题。对于这一类型的耐药,简单地说,就是免疫细胞在进行免疫治疗的具体过程中,出现了各种各样的问题,导致免疫细胞无法实现具体的免疫治疗功能。对于这样的问题，治疗上可以采用增加其他免疫治疗药物，或者联合使用其他免疫调节剂的方法。

其实，当免疫治疗产生耐药性的时候，治疗上先别急着确定是放弃原有药物，还是更换新的治疗药物。我们首先要做的是，判断产生耐药的具体原因和疾病类型，再确定耐药是否可以被转化，并且使用既往有效的药物实施继续治疗，毕竟治疗有效的免疫治疗数量也是有限的。至于治疗方法的改进，目前多数采用多种免疫制剂联合使用，免疫制剂加靶向治疗，其他类型的免疫药物加靶向治疗或化疗，或者说预防原发性耐药。

寡转移是一种“好”转移

老张是一位晚期肺癌患者，两年前就诊的时候已经明确了肺内、肝脏的转移。值得庆幸的是，在随后的检查中因为驱动基因阳性而采用了靶向药物口服治疗。两年来，不只是肺内的病灶获得了显著的控制，就连转移灶也神奇地消失了。

一次常规随诊中，磁共振检查发现老张的颅脑内出现了一个1cm大小的转移病灶，虽然没有任何的临床症状，但是，这足以使老张郁闷很久。面对着这样的情况，医生们却说这是一个预后相对还算不错的“好转移”，并且告诉老张一个新的名称——“寡转移”。

其实，在临床诊疗的过程中，和老张的病情一样，部分肺癌患者，尤其是一些晚期患者，他们的治疗原本已经获得了满意的疗效，但是，在治疗的过程中又出现了新的转移病灶。此时，很多患者、患者家属都感觉没有希望了，这种转移病灶的出现也不尽相同，其中有一种被称为“寡转移”的肿瘤转移模式，最为关键的是这样的转移还有着不错的治疗效果，或者说，还是可以采用其他治疗方法获得较好的治疗效果的。

临床上所称的寡转移，主要是指那些转移灶数量较少，转移比较局限的晚期转移患者。目前,临床上一般的观点认为,转移病灶的数量限制在1～5个的晚期患者,可以被称为寡转移。这里的寡转移,主要还是相对于发生在多个脏器,出现多个病灶的广泛性转移来描述的。对于寡转移来说,治疗上可以通过手术、放射治疗等积极的局部治疗手段,同时配合使用靶向药物、免疫治疗、化疗等全身治疗手段进行治疗。这就是全身治疗与局部治疗兼顾的主要治疗模式。

对于寡转移实施局部积极治疗是较为容易理解的,其主要原因就是转移病灶的数量较少,肿瘤病灶局限,局部治疗实施以后可以使患者获得局部完全缓解的状态。由此说来,积极的局部治疗是可行的,也具有积极意义。

颅脑出现寡转移的患者,可以考虑采用手术切除或者局部放射治疗的方法,放射治疗中可以实施的办法很多,包括局部立体定向照射、伽马刀、射波刀、速锋刀等。肝脏寡转移可以对肝脏实施各种介入的消融治疗技术。而对于骨寡转移,手术治疗、放射治疗、骨水泥干预处理等措施都是可行的。实施寡转移治疗的时候,主要的目标是确定局部治疗有效的治疗方案,同时配合更好的、以全身药物治疗为主的治疗措施,还要兼顾出现肿瘤寡转移的具体原因,实施有针对性的防治措施。

部分患者在实施治疗以后,可以使疾病获得一段时间的有效控制或使疾病处于稳定状态。在此后的时间里,疾病还可能进一步发展,这种情况也很好理解。肿瘤患者出现寡转移只是转移中的一种比较特殊的进展模式,此类进展明显区别于其他多发性、广泛性、肿瘤快速进展的模式。也正是因为如此,临床上对于寡转移治疗方法的选择,也就显得更加积极、主动。实际诊疗过程中也证实,对寡转移患者实施积极的治疗措施是非常有效的手段。

在寡转移的临床治疗过程中,时常可以见到一种特殊的现象,那就是在转移局部进行放疗过程时,会出现身体未进行放射治疗的部位也会出现治疗有效的作用,这样的现象又被称为“放射治疗的远隔效应”,这种效应在最近联合使用免疫治疗药物的患者中更为常见。

发生这种现象主要是因为在放射治疗的时候,局部治疗导致肿瘤细胞死亡,细胞的抗原被释放出来,经过机体免疫系统的特殊识别、传递,使得免疫激活作用被显示出来,其中最为主要的则是免疫系统中的T细胞,从而达到了诱导全身免疫细胞实施抗肿瘤的免疫杀伤肿瘤细胞的效果。这也有些“局部有效,全身开花”的治疗效应。

免疫治疗过程需要更多的探索和耐心

靶向治疗药物和免疫检查点抑制剂(免疫制剂)被称作21世纪初抗肿瘤治疗领域最伟大的发明。尤其是免疫治疗,它通过改善、调节和激活自身的免疫系统、免疫细胞来杀伤恶性肿瘤细胞,真正还原了人们依赖自身能力实施抗肿瘤治疗的全新模式。

以免疫治疗药物为核心的免疫治疗,自其上市至今不过12年左右。时间虽短,但是其治疗效果却十分显著,也具有广泛的适应证,药物的使用安全性稳定,这些特点也给免疫治疗的广泛使用打好了基础。免疫治疗的目的是克服、改变由于肿瘤组织本身或肿瘤微环境所引起的肿瘤免疫抑制状态,从而起到利用自身的免疫细胞杀伤肿瘤细胞的作用。

免疫治疗虽然有这些好处,但是,免疫治疗药物的使用时间毕竟还是短了一些。在治疗和使用的过程中,肿瘤组织、细胞还有很多的不确定性,免疫系统和免疫细胞也有本身所特有的复杂性。因此,在免疫治疗过程中自然就会产生一些不确定的因素,这不仅直接影响了免疫治疗的疗效,还会在肿瘤免疫治疗过程中产生各种各样的问题,包括免疫治疗适应人群的选择,免疫治疗疗效的评价,药物不良反应,治疗反应事件等。这些都是临床诊疗过程中遇到的,也是亟待解决的实际问题,由此说来,在实施免疫治疗过程中我们还需要更多的耐心去探索。

免疫治疗作为新兴的抗肿瘤治疗手段,基础研究和临床应用研究的经验显然不足。治疗进展后的研究和应对手段还有赖于不断的临床实践,明确不同的进展类型、疾病状态、进展因素,也为后续治疗提供了条件。目前对于疾病的认识有很多的内容,包括疾病属于寡进展还是广泛性转移,是原发性耐药还是获得性耐药导致的进展,是免疫药物毒性还是疾病真正的进展,肿瘤疾病进展发生在治疗期间还是治疗结束后,肿瘤进展与患者之前的治疗方式之间的关系,以及其他诸多因素之间的关系等。

免疫治疗在临床应用中总体是安全的，但是也存在相关的不良反应，甚至会出现严重、广泛地威胁生命的免疫相关性不良反应。在疾病诊疗过程中，很多免疫相关性不良反应事件与疾病进展之间有着相似性，如肺泡内纤维炎性结节、结节样肉芽肿等不良反应可能会被误认为是肿瘤发生了转移，从而干扰、影响肿瘤的治疗策略和诊疗模式。

免疫治疗过程中出现的疾病进展，多数与耐药的发生直接有关，甚至是药物毒副反应所致，尤其是严重的毒性反应，如心脏、神经系统反应的发生，一般不建议恢复使用。毒性反应的评估、评价主要采用分级、分度的模式，也可以采用多学科会诊的方式决定病例的诊疗，同时也强调加强临床观察和应对措施。

肿瘤疾病发生进展时，如果是发生在免疫治疗结束以后，重新挑战免疫治疗，或者是给予化疗、靶向治疗等挽救性治疗措施都是可行的，也是适宜的。免疫治疗再挑战可以恢复肿瘤免疫治疗的敏感性，启动 T 细胞杀伤肿瘤细胞。如果肿瘤疾病的进展发生在接受免疫治疗过程中，此时的免疫制剂并未停止使用，继续使用免疫制剂通常作用不大。此时，建议可以考虑采用挽救性治疗，如启用化疗、靶向药物治疗，或者是两者兼用，也可以直接参加临床试验。

在免疫治疗结束以后出现的挽救性治疗，其方法的选择需要考虑很多因素，包括最佳治疗、正确测序，以及使用化疗药物、靶向药物等与免疫治疗的协同效应等。免疫治疗后的化疗、靶向治疗对不同类型的肿瘤都有疗效，包括黑色素瘤、非小细胞肺癌、胃肠道肿瘤、头颈部鳞癌和肾癌等。补救性化疗与免疫治疗具有很好的协同作用。化疗加用抗血管生成疗法也是一个很好的治疗模式。

晚期肿瘤患者的腹水要不要抽?

腹水是恶性肿瘤患者疾病诊疗过程中最常见的临床症状，多数情况下恶性腹水产生在疾病的晚期，是肿瘤细胞转移至腹膜引起的。在部分肿瘤疾病中，如妇科肿瘤、消化道肿瘤,腹水也可能是疾病的首发症状。随着腹水的产生,肿瘤患者会出现一系列的不适反应,其中以腹胀最为显著,直接影响患者的生活质量。

在肿瘤疾病的治疗过程中,不同阶段有着不同的治疗目的和要求。在疾病的早期,治疗的主要目标是根治肿瘤,最大化地提高疗效。疾病到了晚期,治疗的主要目的则是在延长患者生存时间的基础上,兼顾提高患者的生活质量。这也验证了"到了哪一步说哪一步的话"的说法。

临床上,少到中量的腹水可能没有任何症状,或者是仅有一些轻微的临床症状。但是,随着腹腔内积液越来越多,腹部膨隆会逐渐加重,大量腹水也成为增加患者疾病痛苦的主要因素。此时,实施干预措施是必要的,也是符合诊疗策略的。但是,问题的关键在于是否需要实施抽放腹水的治疗,以及抽放腹水适合什么样的患者。

抽放腹水是改善腹腔积液最为简单、直接、有效的治疗方法,主要包括直接穿刺引流,或者是留置引流管引流,可以起到立竿见影的效果,除了缓解临床症状之外,还可以向腹腔内注射药物来实施抗肿瘤的干预,主要作用是杀伤肿瘤细胞,减缓腹水生成速度,甚至可以使腹水消失。

腹水严重影响着患者的生活质量,同时,也是影响肿瘤患者治疗的制约因素,因此,在肿瘤患者诊疗过程中,对于腹水的干预总是放在第一位。或者说,对于合并腹水的患者来说,治疗腹水是首先需要解决的问题。

正因为如此,在疾病治疗的初期,抽取部分腹水进行检查、化验是必需的,也是必要的,这也是接诊腹水患者首先需要做的工作。以此可以较好地了解腹水的情况,也是治疗策略规划、处理的主要模式。此时抽取腹水500mL左右的主要目的为检查需要,而不是以放腹水为主要目标。

当然了,任意地抽放腹水也会产生一系列的不良反应和各种并发症,如蛋白丢失、水电解质紊乱、营养物质丢失、继发性感染等。但是,抽放腹水减轻了患者的临床症状,改善了患者的生活质量。在肿瘤患者中,腹水的产生主要还是肿瘤性因素导致的,对于腹水的处理、到底要不要抽水,有的时候还真的是一个令人十分纠结的问题,需要客观对待。

在晚期肿瘤患者合并有恶性腹水的时候,治疗需要进行有针对性的分析和处理。

对于那些具有治疗机会,局部治疗有效的疾病,如淋巴瘤、妇科肿瘤和部分消化道肿瘤来说,可以暂时不进行抽放腹水,而是实施具有针对性的局部和全身治疗，通过控制肿瘤治疗情况而改善局部的症状，这样也能达到减轻症状的目的。对于那些治疗可能有效的大量腹水的患者，适当地抽放腹水也是有意义的，可以在短时间内改善患者的症状，减少腹水量，提高腹腔内药物的剂量浓度。在这种情况下，不抽放腹水也是可行的，但其一定是在具有潜在治疗可能、可以治疗、需要观察疗效，而且已经在局部注射了药物等条件的基础上。

对于部分疾病晚期患者，实施多重治疗已经无效，患者的身体状况差，无法耐受其他各种治疗，临床症状严重的时候，抽放腹水也可以实施，这项治疗也具有实际意义。此时抽放腹水的目的是改善症状，提高生活质量，不建议因追求生存时间而避免抽腹水。此时，我们甚至可以将抽放腹水与提高生活质量画一个等号，这比什么都重要。但是，通过医生判断，给患者说明情况，并在患者本人知情同意的基础上实施也都是必要的。

客观看待疾病诊疗过程中的建议和推荐

由于恶性肿瘤疾病的特殊性，不只是临床医生，家属和亲朋好友也会在疾病诊疗过程中出于好意给患者提出各种各样的推荐和建议。其内容主要包括改善患者的生活质量，减轻肿瘤诊疗相关并发症，减轻治疗毒性反应，甚至是改善肿瘤治疗的效果。

也许正是因为这种情况，在媒体、社交软件甚至是医疗机构中，我们可以看到各式各样的宣传内容，甚至同样的一个内容还会产生截然不同的作用、结果或者是结论，这也使得很多人对科学知识产生疑惑，更有甚者会对“专家”宣传的理解产生歧义。

其实，出现这样的结果也比较好理解。肿瘤医学作为一门自然科学，目前还有很多不可预知的内容，这也是肿瘤诊疗过程中具有诸多不可确定性内容的主要因素。

在目前的临床诊疗过程中，多数情况下会根据最为实际的需要和设想，来实施有针对性的研究设计，以此来实施具有代表性的，对于某一项单一措施进行的干预和研究。通过对研究过程和结果的判断，可以明确干预措施在疾病诊疗过程中的作用和价值。有了这个结果，也就形成了不同的证据依据质量和推荐强度。这些内容也是我们在未来基础与临床实践过程中实施、执行诊疗工作的主要依据和执行决策方式。

在不同的研究过程中，受到各种干预因素影响的作用和模式是不同的，它直接影响着研究结果的准确性、真实性，同时影响该结论指导临床诊疗实施的推荐强度。

在一些研究中，如果全部的基础性因素都是一致的，此时仅仅实施单一的干预措施或者因素，而此因素又是严格可控的，那么，最后的研究结果就是真实、可信的。我们把这样的研究结果的证据依据质量确定为高级别，推荐强度确定为强。临床上此种研究多见于那些使用单纯一种药物进行治疗、干预的过程，研究所获得的结果基本上与药物的效应直接相关。

与之相对应，那些在诊疗过程中有着多种因素干预，或者可能受到诸多因素控制、影响的研究，其研究的结果可能受到很多因素的影响。多因素之间相互影响，或多因素之间难以获得一致性的控制，此时获得的研究结果很难确定为单一干预因素所导致的。因此研究所获得的证据依据质量则相对较低，推荐强度也较弱，可信度自然会有所下降。也正是因为如此，在这些研究中，就会出现各自不同的研究结果，甚至出现与预期截然相反的结果。

面对这样的结果，需要我们客观地看待疾病诊疗过程中的各种建议和推荐，盲从或者是无根据的否认都是不适合的，甚至可以说，这也是考验每一位当事者智慧的最佳阶段。用智慧代替牢骚，用分析代替盲从，听从专业人士的建议也许是最聪明的选择。

客观看待肿瘤患者的运动与饮食建议和推荐

在疾病诊疗的过程中，肿瘤患者除了接受常规的抗肿瘤治疗措施以外，总是期待着在此基础上再加用一些其他的辅助治疗措施，以此提高抗肿瘤治疗效果，改善生活质量，减少肿瘤诊疗相关性并发症，减轻毒性反应的发生。

运动与体育锻炼是激发人体潜能、调动机体活力、提高免疫水平的有效措施，研究表明，有效的运动与体育锻炼适用于所有的健康人群。饮食是补充肿瘤患者营养和营养素的主要措施，也是支持肿瘤患者实施抗肿瘤治疗的基础。对于肿瘤患者来说，这样的建议和推荐是否有着同样的意义和适用性？它们也有着很好的提高疗效的作用吗？

通过具有针对性的临床诊疗研究，可以明确临床干预措施在疾病诊疗过程中的作用和价值。有了这样的结果，也就形成了不同的证据质量和推荐强度，成为指导肿瘤基础研究与临床实践工作的主要依据。运动与体育锻炼、饮食与营养是临床上遇到最多的辅助性治疗内容，我们分别进行介绍和说明。

建议肿瘤患者在治疗期间进行有氧和抗阻力运动，以减轻治疗的副作用。（证据质量：中等；推荐强度：强）

建议接受肺癌手术治疗的患者在术前即开始实施体育锻炼，以减少住院时间和术后并发症的发生。（证据质量：较低；推荐强度：弱）

运动和体育锻炼是改善、减少疲劳的有效手段，在抗肿瘤治疗期间显得更加重要，可以保持心肺健康、身体机能和力量状态，在一定程度上提高生活质量，减少焦虑、抑郁。大家所顾虑的运动和体育锻炼引发不良事件的风险概率极低，完全可以忽略。但是，目前并没有足够的证据证明运动、锻炼可以改善肿瘤患者的治疗结局，或者是提高肿瘤治疗的完成率。毕竟受到这些影响的因素实在是太多了，尤其是一些与治疗相关的影响因素还是主要的，体育锻炼和运动只是一种辅助性的措施。

有氧运动包括的内容很多，如散步、快走、慢跑、上下楼梯、骑自行车、广场舞、太极拳、八段锦、游泳等，抗阻力运动的难度相对会更高，它是以调动肌肉收缩来对抗外部阻力，使用弹力带、杠铃、哑铃等器械运动较为适宜，简单的下蹲、仰卧起坐等对抗自身重力的运动也可行。任何运动的实施和选择，均以适合自己、养成规律最为重要，运动时间以每次 20 ~ 30 分钟为宜。在临床实践中，晚期和进展期的肿瘤患者也推荐进行运动和锻炼。适宜自己体力、状态的运动就是可行的，也有着较好的安全性、潜在获益，其中重点强调的就是适宜。

除了运动以外，饮食也是肿瘤患者最为关注的内容之一。大家都希望在肿瘤治疗期间，通过采用某种特定的饮食模式，或者摄入特定的食物来达到减毒增效的作用。然而，到目前为止，尚没有足够的证据、推荐或者是反对实施膳食干预的措施，其中自然也包括我们最常听说的生酮饮食、低碳水化合物饮食、低脂饮食、功能性食品、禁食状态等。应该说，它们对肿瘤治疗情况、生活质量、治疗毒性反应、肿瘤治疗疗效等因素的影响都是一个未能获得确切效果的状态。

临床上，依旧不推荐使用可能导致中性粒细胞减少的饮食，如在烹饪所有食材的时候，要保证食用过程中的清洁、干净，保持食材的新鲜，最好不吃生的，以此减少肿瘤患者在治疗期间引发感染的机会。(证据质量:低;推荐强度:弱)

在中性粒细胞减少的特殊时期，饮食上更加需要提醒大家注意。不推荐中性粒细胞减少的饮食主要指的是，为了减少治疗期的感染风险而过度加工食物，以追求减少感染的发生，例如把所有的蔬菜和水果等食材全部煮熟再食用等。

肿瘤是可以治愈的

“肿瘤是可以治愈的。”

乍一看这个话题，你是不是有些兴奋，又立即会产生疑惑……对于肿瘤可以获得治愈、根治这样的话题，你有什么认识？其实，你真的没有看错，也不用质疑，肿瘤真的是可以获得根治的，也就是老百姓所说的“治好了”。

在很多人眼里，恶性肿瘤就是一种不治之症，疾病的发生、发展迅速，治疗过程中会发生复发或者转移，临床治疗效果极差。即便是那些可以治疗的肿瘤，治疗过程中也会产生疼痛、恶心、呕吐、消瘦、乏力、脱发等不良反应，直接影响治疗的疗效。其实人们有这样的想法一点也不奇怪，或者说，这也是20年前恶性肿瘤疾病诊疗的真实状况。时过境迁，随着科技的发展，如今抗肿瘤预防、筛查、诊断、治疗等理念、手段、技术和药物已经发生了翻天覆地的变化。恶性肿瘤的治疗已经不再是人们想象的那样。也许和你在一个办公室里工作的同事，就是一位吃着靶向药物的肺癌患者；与你一同夜跑的同伴，刚刚度过自己抗癌十周年的纪念日……

恶性肿瘤的诊疗状况之所以会发生如此大的变化，主要还是人们的抗肿瘤理念发生了改变。在既往肿瘤防治“三早”，即“早发现、早诊断、早治疗”的基础上，近年来大家尤其强调肿瘤疾病防治的“早预防”，这就构成了抗肿瘤诊疗的“四早”。毕竟从早期预防的角度防治恶性肿瘤的发生具有最直接的作用，比如采用HPV疫苗接种，是避免宫颈癌发生的确切而有效的措施，因此，宫颈癌也是被预期成为第一个被消灭的恶性肿瘤。

对恶性肿瘤高危人群实施具有针对性的“肿瘤筛查”是发现早期恶性肿瘤的有效手段，在肿瘤的萌芽阶段即发现早期恶性肿瘤，并实施有效的根治性手段进行干预，可以使恶性肿瘤获得彻底的根治。这也是提高肿瘤患者治疗效果、延长生存期、改善生存质量的有效手段。如通过筛查发现的早期肺癌、乳腺癌、结直肠癌、甲状腺癌，实施根治性的手术治疗以后，有80%以上的患者，部分肿瘤甚至可以达到95%以上的患者可以完全治愈。

随着人们对肿瘤研究、认识的深入，科学技术也为我们带来了无尽的先进抗癌武器。在疾病的治疗过程中，通过科学、规范的综合治疗措施，包括手术、化疗、放疗、内分泌、靶向、免疫治疗等技术，可以使肿瘤患者的疗效大幅度提高，患者的生存期明显延长，部分肿瘤患者的临床治愈率超过40%。如结直肠癌实施综合治疗即可以极大地提升其治疗的疗效，有效地降低肿瘤复发、转移的发生率，肿瘤的治愈率可以达到50%以上，甚至更高。恶性肿瘤已经逐渐被当成是一种慢性病在临床上实施动态的管理。

抛开肿瘤类型上的差异，不同的恶性肿瘤分期，也是影响患者预后和治疗效果的主要因素。对于那些早期肿瘤疾病，只要实施了规范的整体化治疗，同样具有临床治愈的可能性，而且，肿瘤疾病发现得越早，其预后、效果也就越好。

这样说来，肿瘤获得治愈的最基本的要求和特点无外乎是早期发现和实施综合治疗。疾病在其早期阶段被发现,分期越早,治好的概率越高。肿瘤分期是影响肿瘤治疗预后的重要因素,晚期恶性肿瘤则很难有临床治愈的机会,但是,有效的治疗措施可以最大限度地延长患者的生存时间,这也是有意义的。

靶向药物耐药了怎么办?

恶性肿瘤是严重威胁全球人类生命健康的主要疾病之一,对恶性肿瘤的研究和防治自然成为医疗工作的难点、重点和热点。进入21世纪以后,一种被称为“靶向治疗”的药物逐渐应用于临床,并且获得了意想不到的疗效,因此,靶向治疗药物也被称为21世纪初最伟大的抗肿瘤治疗发明之一。

靶向治疗药物之所以可以在抗肿瘤治疗上取得巨大的突破,主要是由于人们对肿瘤的基础研究取得了突破性的进展,肿瘤组织经过病理组织学、肿瘤驱动基因检测以后,可以发现影响肿瘤发生、发展的重要的、确切的基因位点,这也给肿瘤患者的治疗提供了最为直接的、具有针对性的药物治疗手段,达到了“一把钥匙开一把锁”的效果。

使用靶向治疗药物可以提高患者的治疗效果和生活质量,延长生存时间。然而,恶性肿瘤也不是“吃素的”,肿瘤细胞会竭尽全力地摆脱靶向治疗药物对它们的控制和束缚,其实,这也是导致靶向药物产生耐药的过程。不仅如此,恶性肿瘤的组成与表现也不是完全一致、一成不变的,这也说明肿瘤组织中存在着明显异质性的特点。所谓的肿瘤异质性,其实就如同我们常说的“龙生九子,各自不同”,肿瘤组织中各种成分的多样性,也是肿瘤耐药产生的基础。

随着靶向治疗药物耐药的发生,人们也对它进行了进一步研究,其中主要包括明确耐药发生的主要原因,以及如何应对耐药发生以后的再治疗。

例如,在肺癌的治疗过程中,部分患者的肿瘤组织中可能会存在一种被称作EGFR的基因,当基因发生突变的时候,可以采用靶向药物实施治疗,而且靶向治疗药物也可以成为此类患者的首选治疗模式。

靶向治疗药物虽然有着神奇的效果，但是，使用一段时间以后，部分患者也会出现耐药现象。随着耐药的发生，自然会导致肿瘤细胞不再受到靶向药物的控制，肿瘤细胞会继续生长，甚至复发、转移。另外，肿瘤细胞自身也会发生变化，主要表现在自身基因发生改变，如 T790M 耐药突变等。对于这些明确的改变，临床上会采用具有突变针对性的新的三代靶向药物实施治疗，这大有“魔高一尺，道高一丈”的味道。

靶向药物产生耐药的表现也是多种多样的，临床上根据耐药发生的程度，可以分为缓慢进展、局部进展、全面进展三种类型。

部分缓慢进展的患者，全身可以出现一个或者多个病灶很缓慢地发生进展，遇到这样的情况，原始使用的靶向药物还可以继续使用，与此同时，可以再联合一种温和、毒性反应相对较低的化疗药物，以达到控制疾病进展的目的。

局部进展指的是在接受靶向药物治疗的过程中，在局部出现单个或者是少数几个病灶的进展。这样的局部少见病灶的进展，对于患者的总体影响并不大，完全可以采用单一有效的治疗措施实施治疗，如实施单一病灶的放疗、介入治疗、消融治疗等措施进行控制，这样的治疗是在继续使用原来的靶向药物的同时，给进展病灶打一个“补丁”而已。

全面进展则是肿瘤患者出现了全身性、多发性、快速的疾病进展，也提示了靶向药物治疗过程中的全面失败，这也是肿瘤疾病中较为凶险、疾病预后较差的一种。此时的靶向药物显然是没有了任何的作用，停药也可以理解。接下来最好的方式就是再次实施肿瘤组织的病理学活检，对于那些进展的病变更加具有指导意义，此后再根据新的基因检测结果或者是化疗药物耐药情况实施具有针对性的治疗、选药。

如此说来，靶向药物的耐药是肿瘤患者实施靶向药物治疗过程中的必然阶段。对于预防耐药的发生，其关键在于及早发现，准确评估耐药的状态和类型，并实施行之有效的检测、治疗措施，从而发现新的治疗靶点，配合使用新的靶向治疗药物。

免疫治疗的道路是曲折的，前景却很光明

靶向治疗药物、免疫检查点抑制剂(免疫制剂)是21世纪初抗肿瘤治疗领域的伟大发明之一。新的治疗手段和理念，彻底改变了肿瘤治疗的模式，有着美好的治疗前景。

靶向治疗药物在临床应用中有很好的治疗效果，主要源自临床上对肿瘤驱动基因的精准检测，有了明确的驱动基因靶点，再实施与之对应的靶点相关药物的干预治疗，这样就达到了“一把钥匙开一把锁”的治疗效果，这也是我们一直在探索肿瘤治疗的主要目标。

对于免疫检查点抑制剂(免疫制剂)来说，这种精准性、靶向性就显得略差了一些。但是，免疫治疗看起来像一个文静的书生，治疗中较少出现类似化疗那样的不良反应，这也成了免疫治疗过程中的优势所在。有了这样的好处，我们也在设想，是否可以为免疫药物及其治疗过程安上瞄准镜，同样实现精准治疗的目的呢?

肿瘤治疗的疗效和生存期是诊疗标准中的主要内容和硬道理。依据目前已知的抗肿瘤治疗药物的作用特点和临床实践，采用化疗药物或者靶向药物治疗模式，晚期肺癌患者的5年生存率很难跨越5%的界限，很显然，这样的结果也难以满足我们的诊疗需要和治疗目的。

免疫治疗是目前在临床上应用时间最短的抗肿瘤治疗方式，虽说还是一个治疗上的“新手”，但是，免疫治疗使肿瘤患者获得的长期生存效果却是显而易见的，这也显示出免疫治疗药物的优势所在。

免疫治疗药物的临床应用，彻底改变了部分肿瘤的治疗疗效，即使是已经处于晚期的肺癌患者，随着免疫治疗药物的临床应用，一部分患者获得了长期生存，甚至可以获得临床治愈。例如，在晚期肺癌患者的一线治疗中，对于PD

–L1 高表达(TPS≥50%)的患者,可以获得 31.9% 的 5 年生存率,这个结果显然很震撼。对于那些晚期不能手术切除,或者是已经发生了转移的肺癌患者,不同的 PD–L1 TPS 表达水平的患者,其 3 年生存率可以达到 25% ~31%,很显然,这样的数据明显优于化疗药物使用的效果。以上研究结果也充分显示了免疫治疗药物的有效性。

除此之外,在免疫治疗患者的长期随访过程中发现,其优越的价值就是发现患者可以获得长时间的生存期。免疫治疗的优势主要表现在治疗有效的患者可以获得相对较长的生存期,也就是免疫治疗存在着独特的生存时间"拖尾"效应。这种拖尾效应既是免疫治疗生存价值的最好体现,也是对肿瘤患者实施长期生存时间随访的结果,同时也是治疗药物作用的结果,更是该治疗模式优越价值的体现。

免疫治疗具有如此优异、突出的治疗效果,自然成为目前抗肿瘤治疗领域的热点、重点和焦点内容,免疫治疗药物在临床应用过程中也逐渐扩大了临床使用的范围,并且逐渐将免疫治疗从后线向前线推进,如术前治疗、术后辅助治疗等。此外,对于那些治疗效果不甚明显,或者存在着潜在耐药可能的患者,免疫治疗时也会采用更为广泛的"免疫+"治疗模式,即联合免疫、抗血管生成类药物等多手段的应用研究,其治疗的目的是带来长时间的生存期,给予患者最大的临床获益。

众所周知,具有特殊标志作用的 PD–L1 高表达(TPS≥50%)的患者,其治疗优势突出,并且成为特殊类型患者单药治疗、使用的标准治疗模式。而对于 PD–L1 TPS 为 1% ~49% 的肺癌患者,免疫治疗的效果虽说略差了一些,但是,依旧优于传统的化疗、靶向治疗。免疫联合化疗药物的方案也成为晚期肺癌的标准治疗模式,具有确切的治疗效果。如此众多的治疗模式、治疗方案、治疗选择,显然会适合各种各样的肿瘤患者的临床诊疗。这项研究结果显然也给那些不愿意、不适合接受化疗的患者提供了更好的治疗选择。

肿瘤患者在免疫治疗前需要进行必要的检测、评价。主要包括疾病治疗前进行的组织病理学检测,目前存在的 PD–L1 TPS 指标的阳性与否,不同的检测指标结果,如大于 50%,或者是 1% ~49% 等,这些检测结果对于能否在免疫治疗、免疫联合化疗中获益,具有很好的指导性。

免疫治疗在应用的开始,就显示出了神奇的治疗效果。但是最近几年免疫治疗的疗效出现了明显的发展平台期,在疾病治疗的过程中,与免疫治疗相关的不良反应也逐渐增多。这些都迫切要求免疫治疗在诊疗过程中不断进行研究、突破。

在未来的基础研究和疾病诊疗过程中,还需要我们投入更大、更多的力气用于开发新的免疫治疗药物,同时也要寻找更加精准的免疫治疗的优势人群标志,从而进一步提高免疫治疗的疗效,探索免疫治疗原发性耐药和获得性耐药的原因,探寻克服耐药的措施。

肿瘤患者如何选择蛋白粉?

恶性肿瘤是一种基因疾病,其主要原因是患者自身的基因发生了变化。也有研究显示,肿瘤疾病发生、发展和变化的过程同样是一个营养、能量与代谢发生改变的过程,反过来,异常的能量供给及代谢改变又会促进肿瘤的发生、发展,二者之间互相影响、相互作用。因此,肿瘤疾病又被认为是一种营养与代谢类疾病。

恶性肿瘤组织、细胞在维持其正常的生长、代谢和侵袭的过程中,需要消耗巨大的能量。肿瘤患者在静息的状态下,能量消耗(REE)会明显高于普通人群。对于肿瘤患者而言,肿瘤组织、细胞的发生、发展,以及实施抗肿瘤治疗的过程,也是能量消耗的长期、缓慢的过程,对于一些消化吸收功能存在障碍的肿瘤患者而言,营养更是供不应求,再加上部分患者在治疗期间因为疾病或者治疗所产生的恶心、呕吐等不良反应,这样无疑让营养不良的状况"雪上加霜"。

蛋白质是机体的重要组成部分,也是维持机体主要机能和功能的重要保证。机体的蛋白质需要不断从体外进行补充,同时也需要机体自身的合成。在临床上,改善患者的营养状况,纠正其代谢异常,恢复健康体重,就成为肿瘤患者的健康目标之一,也是疾病诊疗过程中需要注意实施的内容。在这些措施里,通过饮食的模式进行营养补充也许是最为简便、易行的,给肿瘤患者实施口服肠内营养制剂、营养成分补充也是有效的方法。

肿瘤患者由于疾病本身或者抗肿瘤诊疗等出现蛋白质缺乏、胃肠功能障碍、神经性厌食等问题，均导致患者无法从正常的饮食中摄取足够的蛋白质，所以推荐肿瘤患者适当食用蛋白粉来补充蛋白质。肿瘤患者实施肠内营养制剂和蛋白粉补充只是一种特殊的辅助作用，均衡饮食才是营养来源的主要途径，千万不要本末倒置。

蛋白粉的原材料主要包括植物蛋白粉和动物蛋白粉。

植物蛋白粉中的主要成分为大豆分离蛋白，大豆分离蛋白是用大豆加工生产的，其中含有大量的不饱和脂肪酸，这种蛋白粉也适用于有心血管疾病的肿瘤患者。

动物蛋白粉的主要成分为乳清蛋白，乳清蛋白提取自牛奶，在牛奶约3%的蛋白质中，仅有20%是乳清蛋白，约80%是酪蛋白，经计算，乳清蛋白在牛奶中的含量仅为0.7%，所以乳清蛋白的价值也就显而易见了。乳清蛋白在制造工艺上主要包括浓缩、分离、水解。

浓缩乳清蛋白粉：国家标准规定，乳清蛋白粉中蛋白质的含量不得低于25%，对于浓缩乳清蛋白来说，其蛋白质纯度一般在34%～80%不等，这也是选择、衡量乳清蛋白粉时的主要标准。

分离乳清蛋白粉：是在浓缩乳清蛋白的基础上再实施进一步的工艺处理而得到的更高纯度的乳清蛋白粉，其蛋白质纯度可以达到90%以上，营养价值更高，更容易吸收，支链氨基酸含量更高，有利于肌肉的合成。这一类蛋白粉中几乎不含乳糖和脂肪，因此也适用于那些乳糖不耐受的人群。

水解乳清蛋白粉：是在分离乳清蛋白的基础上，再将大分子蛋白质分解成很小的蛋白质片段，这样更有利于吸收，不容易引起过敏，纯度更高，也适用于对乳清蛋白过敏的人群。

在目前的蛋白粉中，也有将乳清蛋白和大豆分离蛋白等不同种类的蛋白粉，按照一定的比例混合制成的不同类型的混合型蛋白粉。

面对着如此众多的蛋白粉，肿瘤患者应该怎么选择呢？首先，我们需要咨询专业的营养师评估营养情况，对于确定为蛋白质摄入不足，并且在短期内不能通过饮食方式获取有效补充的，临床上才建议进行补充。其次，要学会看配料表，配料表所含有的其他成分越少越好，千万不要选择那些有维生素、矿物质、药物等混合成分的蛋白质，补充蛋白质就是补充蛋白质，如果需要看病就去找医生了。最后，还是要看营养成分表，关注每100g蛋白质的具体含量，蛋白质含量越高越好。

蛋白粉虽好，但是，它并不适用于所有肿瘤患者。在临床上，部分人群则属于禁用蛋白粉的,如:对蛋白粉成分过敏者;胃肠功能衰竭,或者处于禁食状态的患者;合并有急性胰腺炎的患者;伴有肾功能不全的患者;伴有肝硬化、肝性脑病的患者;高位肠瘘患者;重度创伤、烧伤、感染等处于急性分解期的患者。

肿瘤是如何被“烤电”治好的?

放射治疗是恶性肿瘤治疗中的重要手段,对于部分早期、局限性恶性肿瘤来说,实施根治性放射治疗可以获得与手术切除肿瘤相似的治疗效果。即使是中晚期肿瘤,有针对性地实施放射治疗也可以改善肿瘤患者的临床症状,提高生活质量,延长生存期。

放射治疗虽说具有这么好的治疗效果,但是,比较起疗效来说,人们对于放射治疗这个名称却比较陌生,有时候它的名字甚至还不如别称“烤电”名气大。

把放射治疗称作“烤电”,很显然这是一种不专业、不确切的叫法,但是,老百姓对于“烤电”这个称呼却很受用,其主要原因是缓解了肿瘤患者对治疗的恐慌,同时,也与受到放射治疗的部分皮肤不良反应的影响相关。

实施放射治疗的过程中,患者照射野范围之内的皮肤会发生一系列的改变,包括皮肤发红,产生皮肤损伤、破溃等,部分患者还会因为色素沉着的增多而导致局部皮肤颜色变“黑”。这些放射损伤和表现,就如同采用加热类电器设备烘烤皮肤而出现了类似的皮肤改变,于是有了“烤电”这个名称。

然而,真实的放射治疗可不会像想象中的“烤电”那样温柔,在实施治疗过程中,采用的设备主要包括X线治疗机、^{60}钴治疗机和电子直线加速器等。由这些治疗设备产生的X线、γ线和电子束等均是斩杀肿瘤细胞的利剑。这些看不见、摸不着、闻不到的射线,却可以很好地穿透机体正常组织而照射到肿瘤病灶部位,直接干扰、破坏肿瘤细胞核中存在的具有遗传作用的遗传物质,这就使得具有增殖作用的肿瘤细胞中的脱氧核糖核酸(DNA)链受到损伤,也就直接破坏了肿瘤细胞的生长、增殖功能,最终导致肿瘤细胞死亡。

肿瘤放射治疗所采用的放射线虽然是从皮肤表面进入到机体内部、肿瘤组织中的，但是，在治疗之初，我们却在患者的体表看不到任何异常表现，它不会像手术治疗那样留下切痕，也不会像药液注射那样留下针眼。但是，这些损伤却会在照射范围野内的正常皮肤组织中发生，尤为突出的损害表现在皮肤上皮和表皮的毛细血管内皮细胞上。随着照射的进行，放射性损害也在悄然地进行着，主要表现在皮肤表面的炎症反应。此外，放射线还会激活皮肤表面的色素细胞，导致色素沉着增多，就会使放射治疗的局部皮肤颜色逐渐加深变黑，待到损害严重的时候，也会导致局部皮肤的破溃。这些都是烤电实施过程中，皮肤不良反应的具体表现罢了。

这样看来，机体深部的肿瘤组织部位，才是真正开展真刀真枪战斗的地方，皮肤表面的“烤电”反应只是放射线到达战场之前的痕迹罢了。这样的过程伴随放射治疗全程，也是存在于皮肤、上皮组织中的损伤、修复的过程，这种损伤还会进一步促进皮肤、黏膜加速增殖，实施组织损伤修复，也是机体自身稳定系统发挥作用的突出表现。

不可忽视的抗癌运动处方

“按时服药，安心休息，加强营养，调整好身体状态，积极应对抗肿瘤治疗……”

听着这样的嘱托，你是不是觉得很熟悉？这些嘱咐都是肿瘤科医生给肿瘤患者的最基本的治疗建议和注意事项。近期医生们的建议中又增加了“适当进行有效的运动和体育锻炼”这一条。

对于肿瘤患者而言，适当进行运动和体育锻炼真的是必不可少的内容。*CANCER CELL* 杂志上刊载的研究，为运动有益于肿瘤患者的健康提供了依据，有氧运动可以通过增强免疫效应来发挥抑癌作用，继而达到抑制胰腺癌细胞生长的效应。对“运动处方”的观察显示，有效的运动可以提高肿瘤患者的免疫系统功能和生命质量，有效的有氧运动可提高肿瘤患者的体质水平，提高肿瘤患者的睡眠质量，缓解肿瘤因素性疲劳，从而提高患者的生命质量。

在日常生活中，很多人都会认为，肿瘤患者就应该好好休息，保证充足的体力进行抗肿瘤治疗。然而，休息固然重要，但也不能过分强调，尤其是不建议长期采用卧床休息、久坐等模式，这会导致患者身体功能受限，肌肉力量下降。与之相对，实施具有针对性的积极、有效、适宜的运动和体育锻炼，可以很好地改善肿瘤患者的功能性行走距离、去脂体重等指标，这些均有助于提高患者抗肿瘤治疗的耐受性，减少肿瘤治疗并发症，缩短住院时间，降低总体医疗费用等。

体育锻炼具有如此多的好处可不只是局限于肿瘤患者，对如运动损伤、慢性病、代谢性疾病等多达 20 余种疾病的患者也是有益的。但运动干预只是一种辅助治疗的方法，不能替代正规的、规范的抗肿瘤治疗措施。

在抗肿瘤治疗的过程中，最容易被我们忽视的就是抗癌的运动处方。也就是在给患者实施药物性处方治疗的同时，还要给予患者一个具有针对性、可实施、可评价的运动处方。这种运动处方，不只是我们常说的“多走走”“多动动”“常活动”这样泛泛的说法，而是需要根据患者的病情、身体状态、治疗方法等多种因素，给出运动的方式、运动强度、运动时间、运动频率和注意事项等内容。

指导患者的运动和体育锻炼在时间和强度上需要注重循序渐进，兼顾患者的身体状态，明确患者急需改善的内容。同时，最好由专业的体育运动专家进行运动评估、评价和指导。运动处方的严谨性与药物治疗的处方一样，不恰当实施同样会带来运动损伤和治疗危害。

肿瘤患者的运动和体育锻炼需要从散步等最简单、基础的运动开始，并且逐渐增加运动量和运动强度。有序进行、循序渐进是必须经历的过程，突然增加运动时间和运动强度，参加剧烈的运动都不是聪明的选择。

最初的运动以每次 15 ~ 20 分钟开始，逐渐增加至每次 30 ~ 40 分钟，运动的强度以稍微出汗为宜，活动中的心率控制在最大心率的 50% ~ 70% 为宜。每周至少要坚持运动 3 ~ 4 次，或者是隔日进行。对于那些体质较强、运动强度较大的患者而言，运动后以自己不感到疲劳、可以坚持每天进行运动的强度为宜。

运动时间以每天下午 5 ~ 7 点最为适合，这时人体新陈代谢快，心脏跳动和血压调节处于最佳的平衡状态，体温也较高，肌肉容易被激活，柔软度也更好，对实施运动和体育锻炼的人员来说也是更加安全的。

化疗的时候真的可以做到完全不吐

在诸多抗肿瘤治疗的手段中，一提到化疗，大家的脑海里都会立即出现“恶心”“呕吐”“食欲全无”等字眼。患者在接受化疗的时候，让他们无法忍受的就是恶心、呕吐等消化道反应，用他们的话说是“死的心都有了”。出现这样的现象一点也不奇怪，早在30多年前，恶心、呕吐等消化道反应在临床上没有太好的治疗方法，那时候的化疗又是肿瘤治疗中的绝对主力，无法替代。这些副作用自然也成为制约化疗实施的主要原因之一，许多患者听“化疗”二字即生畏。

时过境迁，随着科技的发展，各种抗肿瘤新药、辅助药物层出不穷，抗肿瘤治疗的辅助药物更是为肿瘤治疗起到了保驾护航的作用。在现代肿瘤化疗过程中患者完全可以做到不出现恶心、呕吐等消化道反应，您相信吗？在目前的化学药物治疗过程中，真的做到了这一点。

众所周知，化疗药物作为一种细胞毒性药物，是抗肿瘤化学药物治疗中的主角。药物在使用过程中不可避免地会产生相关的恶心、呕吐反应，这也是化疗过程中最常见的毒副反应之一。

虽然化疗药物是导致消化道反应发生的主要因素，但是，消化道反应可不都是在药物使用过程中产生的。部分患者的反应甚至会在药物使用完毕的几天时间后发生，我们称之为延迟性反应。还有患者产生的消化道反应就更加神奇，他们多数是在以往发生过反应的基础上，再听说、提及，甚至是看见护士穿着白大褂就会产生消化道反应，我们称之为神经性呕吐反应。

消化道反应发生后对患者造成的危害可想而知，这些反应可以明显降低患者的生活质量，还可以导致患者脱水、代谢失衡、营养丢失、厌食，导致患者的精神状态、身体状态变差，直接影响患者的诊疗状态和化疗依从性。部分严重的化疗反应甚至会影响患者的治疗疗效，缩短患者的生存时间，增加化疗患者的死亡风险。也正是由于这些危害性，临床上更多的是需要强调对肿瘤患者实施全程的、规范的专科化管理，如此才是切实、有效的治疗措施，其中，预防性用药是控制化疗反应的关键所在。

近年来，对于化疗药物导致消化道不良反应的发生机制研究逐渐明确，随之而来的就是发现、发明了各种预防性、治疗性的药物，这些药物被广泛地应用于临床，俨然成为肿瘤治疗过程中最为坚实的保护性措施。这些药物范围很广，如 NK－1RA、奥氮平、5－HT3RA、地塞米松、多巴胺受体、P 物质、苯二氮䓬类、吩噻嗪类、氟哌啶醇、沙利度胺等。这些不为我们熟悉的药物都在临床上大显身手，它们中的每一个都像参加阻击战的士兵和每一条战线，守护着自己的战斗岗位，即便是某一个岗位、战线被突破了，还会有其他的战友做好对应的补位和应战措施。这样就使得消化道反应的预防与治疗可以获得较为满意的效果。

目前，即使使用了含有最强诱发反应的药物，对呕吐的控制有效率也可以达到 95% 或者更高，不得不承认这是一个极大的进步和治疗上的福利。

为什么肺癌治疗最“守纪律”？

目前，肺癌是我国乃至全球范围内发病率、病死率最高的恶性肿瘤之一，严重威胁着人们的生命健康。据统计，在全球每年新发的恶性肿瘤中，每 8 个肿瘤患者中就有 1 个是肺癌。如此说来，肺癌也算得上是恶性肿瘤中的大户了。

也许正是因为肺癌危害性的巨大，人们对肺癌的关注自然就成为肿瘤基础与临床诊疗的热点和重点。在肺癌的临床诊疗中也逐渐形成了一整套具有针对性、可操作、规范的诊疗规范，以此指导肺癌在临床诊疗中的实施。肺癌的治疗成为最“守纪律”，有章可循的肿瘤疾病。

在临床疾病诊疗的过程中，当肺部发现肿物占位的时候，有关肺部肿物占位性质的诊断、鉴别诊断就开始了。肺癌的确诊主要依赖于 CT、MRI、ECT 等影像学检查，病灶的脱落细胞学病理或者组织病理学检查，以此确定其临床诊断、病理学诊断以及肿瘤分期等，临床医生会对肺部肿瘤实施相对精准的定位、定性和定期等。

当然临床上只有这些信息显然是不够的。在肺癌被确定诊断的同时，还要对肺癌组织实施进一步的具体基因类型检测，这种检测主要包括肿瘤组织的驱动基因、免疫预测指标，甚至还包括肿瘤组织的药物敏感性测定。有了这些信息、资料，我们对肺癌的认识不再局限于原始的小细胞肺癌、非小细胞肺癌的大体病理学层级，也不是腺癌、鳞癌和大细胞癌等镜下病理学级别。肺癌在我们面前则变成了具有不同基因类型的疾病，甚至可以说，“肺癌”这一疾病已经不再是一个名称了，而是更多的，甚至是几十种、上百种具有不同基因类型的疾病的组合，或者说是一个“肺癌基因类型的大综合”。

有了这些信息，为肺癌的后续治疗提供了更加细致、精准，更加具有针对性的诊疗依据。可以说，肺癌的每一种亚型、基因型都具有不同的特征、特性、治疗方式、治疗预后等。肺癌分型越精细，其指导临床治疗的意义就越大。这样的诊断和后续的治疗可以达到真正意义上的“一把钥匙开一把锁”的效果。这些成绩的取得自然是依赖于肿瘤病理学诊断方面的巨大进步。

近些年来，随着科技的发展，新药不断开发和上市，靶向治疗药物、免疫检查点抑制剂等的开发，使得肺癌的治疗进入了崭新的领域。更加具有针对性、有效率更高、副作用更小、针对性更强的各种药物在临床上大显身手。人们梦想的肿瘤治疗上做到“一把钥匙开一把锁”的效果也正在实现。

随着大量严谨的、客观的、多学科参与的临床研究结果的出现，循证医学的诊疗模式为肺癌治疗提供了精细化的指导。外科手术的切除方式越发以微创、规范为主。非外科学专业之间的联系、合作也变得频繁，多学科协作（MDT）已经成为肺癌患者综合诊治的主题，自然也为患者、医生、科室、医院带来了巨大的获益。肺癌的治疗真的不再是一个人的事情了，而是一个团队的工作。

不要给化疗贴上恶意标签

手术、化疗和放疗是恶性肿瘤治疗过程中具有基石意义的措施，实施具有针对性的化疗，可以很好地杀伤肿瘤细胞，改善肿瘤患者的治疗预后，对于部分肿瘤而言，如小细胞肺癌、恶性葡萄胎，根治性化疗甚至可以根治肿瘤。

虽然化疗具有如此的治疗效果，但是，多数人对于化疗还是比较抗拒，其主要原因是化疗药物所导致的不良反应，在民间更是有着“杀敌一千，自损八百”的说法。更有甚者会误传，“实施化疗会加速肿瘤转移、扩散，患者会死得更快”。这些谬论真的让人哭笑不得。

临床上对于化疗的实施有着很严格的治疗适应证和治疗原则，同样是使用化疗药物，治疗的目的也各有不同，如根治性化疗、新辅助化疗、辅助化疗、姑息性化疗等。对于这些要求、条件的把控，是肿瘤内科医生在治疗实施过程中需要严格掌握的。

我们周围时常有人会说，自己曾经目睹、经历过身边的亲朋好友就是因为实施了化疗而很快死亡。那么问题来了，这些患者在实施化疗的时候都是处于一个什么样的状态呢？他们计划采用的化疗又是什么目的呢？很显然，这些所谓的因为实施了化疗而加速死亡的情况，多数都是那些肿瘤疾病分期相对较晚，患者状态较差，治疗的主要目的是缓解、改善部分临床症状。这些患者在治疗中，即使不使用化疗药物治疗，其疾病诊疗的结局也不需要过多说明。

与之相对应，在临床上还有一种情况就是患者在实施化疗的时候，主要目的是使得肿瘤获得完全的根治，或者是为了给手术治疗创造更好的治疗条件而在手术治疗之前实施的新辅助化疗，或者是手术治疗以后为了最大程度地清除残存的肿瘤细胞而进行的辅助治疗，以上的这些化疗模式，在临床上已经获得了明确的治疗益处，既可以明确获得治疗上的益处，也是临床诊疗措施中最具有意义的。简而言之，这些患者在治疗中能否获益，主要在于患者的状态如何、治疗的目的又是什么，这些治疗上的差异也许就是肿瘤患者实施化疗的时候产生不良反应的主要原因。

“化疗无效”“化疗很辛苦”，或者是“化疗会增加肿瘤患者的身体损害”，乃至“化疗会加速肿瘤患者死亡”等说法，实质上都是老百姓对肿瘤化疗的误解。当然了，其中也存在着实施化疗的过程中，医务人员在选择化疗患者时的不当，确定治疗适应证的不适宜，对化疗不良反应预处理欠缺以及治疗反应观察能力方面的不足等内容。应该说，要应对这些问题，既需要广大医务工作者对肿瘤患者、家属进行科普宣教和解释说明，也需要在临床诊疗过程中实施更加严谨的诊疗措施，保障治疗的安全性、有效性。

化疗中产生的不良反应，或者是治疗中引发的毒副作用，这些都是化疗药物使用过程中的正常反应，也是引起肿瘤患者对化疗恐惧、不适宜，或者是导致肿瘤患者治疗损害的主要因素。近年来，在抗肿瘤疾病治疗的过程中，诸多新药、新技术不断推陈出新，如各种新型高效低毒的抗肿瘤药物，预防化疗药物所致的消化道反应药物，刺激骨髓造血的粒细胞集落刺激因子，这些都对化疗的顺利进行、改善患者的治疗耐受性、保证肿瘤患者治疗安全起到了积极的作用。

纵使化疗药物在临床使用过程中具有各种各样的治疗效应，但是，化疗药物毕竟还是一类较为特殊的细胞毒性治疗药物，在其实施的过程中，药物的毒副反应还是较为明确的。正因为如此，化疗药物在实施的过程中，需要进行科学的评估、评价，既不能过分夸大化疗的治疗作用，也不可过于贬低治疗的效应，无端放大治疗的不良反应。对于部分特殊的肿瘤疾病类型，以及不同的肿瘤疾病状态，需要严格控制化疗使用的适应证。对于部分患者而言，强调实施化疗不仅没有治疗作用，反而还会增加治疗的不良反应，加重对肿瘤患者的伤害，甚至是加速患者死亡。

目前，在临床上，部分肿瘤患者不建议实施化疗，或者说化疗的实施只能适得其反。如肾脏透明细胞癌、分化型甲状腺癌、胃肠道间质瘤等；已经完成了手术或者根治性放疗的原位癌或者是1期早期癌；部分晚期已经发生多药耐药的肿瘤患者，其他治疗手段可能获益的患者；肿瘤患者因为身体状态太差，或者合并有严重新增肝脏、肾脏功能障碍不能耐受化疗者；肿瘤患者疾病的终末期。

由此说来，在抗肿瘤治疗过程中实施化疗药物治疗还真的是一个技术活，也是一个把科学、人文、规范等诸多因素相互结合的治疗模式，规范的治疗才是最重要的。